Störungen der Krankheitseinsicht

Fortschritte der Neuropsychologie
Band 17

Störungen der Krankheitseinsicht

Prof. Dr. Siegfried Gauggel

Siegfried Gauggel

Störungen der Krankheitseinsicht

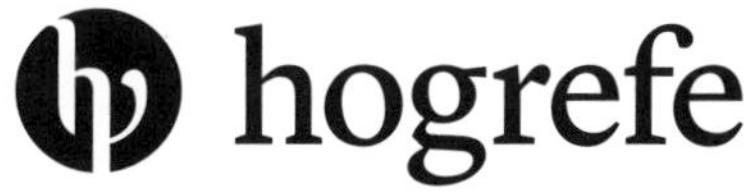

Prof. Dr. Siegfried Gauggel, geb. 1961, 1983–1988 Studium der Psychologie in Konstanz. 1992 Promotion. 1993–1999 wissenschaftlicher Assistent am Fachbereich Psychologie der Philipps-Universität Marburg. 1999 Habilitation. 2000–2004 Professor für Klinische Psychologie an der TU Chemnitz. Seit 2004 geschäftsführender Direktor des Institutes für Medizinische Psychologie und Medizinische Soziologie am Universitätsklinikum der RWTH Aachen. Forschungsschwerpunkt: Neuropsychologie der Handlungskontrolle (insb. Neuropsychologie metakognitiver Prozesse).

Bibliografische Information der Deutschen Nationalbibliothek

Die Deutsche Nationalbibliothek verzeichnet diese Publikation in der Deutschen Nationalbibliografie; detaillierte bibliografische Daten sind im Internet über http://dnb.dnb.de abrufbar.

Hogrefe Verlag GmbH & Co. KG
Merkelstraße 3
37085 Göttingen
Deutschland
Tel.: +49 551 999 50 0
Fax: +49 551 999 50 111
E-Mail: verlag@hogrefe.de
Internet: www.hogrefe.de

Satz: Mediengestaltung Meike Cichos, Göttingen
Druck: Media-Print Informationstechnologie GmbH, Paderborn
Printed in Germany
Auf säurefreiem Papier gedruckt

1. Auflage 2016

(E-Book-ISBN [PDF] 978-3-8409-2656-3; E-Book-ISBN [EPUB] 978-3-8444-2656-4)
ISBN 978-3-8017-2656-0
http://doi.org/10.1026/02656-000

Wenn ich mich bemühe, mein eigenes Verhalten zu untersuchen, wenn ich mich bemühe, ein Urteil darüber zu sprechen, und es entweder zu billigen oder zu verdammen, so ist es augenscheinlich, daß ich in allen solchen Fällen mich selbst, gleichsam in zwei Personen theile, und dass ich, der Untersucher und der Richter, einen ganz andern Character vorstelle als der andere, Ich, die Person, deren Verhalten untersuchet und gerichtet wird. Die erste ist der Zuschauer, in dessen Empfindungen ich in Absicht auf mein eigenes Verhalten einzudringen suche, indem ich mich selbst in seinen Plaz stelle und erwäge, wie es mir vorkommen würde, wenn ich es aus diesem besondern Gesichts-Puncte sähe, die andere ist die handelnde Person, derjenige, den ich eigentlich mich selbst nenne, von dessen Verhalten ich unter dem angenommenen Character des Zuschauers ein Urteil zu fällen mich bestrebte.

Adam Smith (aus: Theorie der moralischen Empfindungen, 1770, S. 276)

Die Geschichten, die die anderen über einen erzählen, und die Geschichten, die man über sich selbst erzählt: welche komme der Wahrheit näher? [...]

Doch das ist nicht wirklich die Frage, die mich beschäftigt. Die eigentliche Frage ist: Gibt es bei solchen Geschichten überhaupt einen Unterschied zwischen wahr oder falsch? [...]

Ist die Seele ein Ort von Tatsachen? Oder sind die vermeintlichen Tatsachen nur die trügerischen Schatten unserer Geschichten?

Pascal Mercier (aus: Nachtzug nach Lissabon)

Unter dem Blick deiner Augen bin ich mir zur Frage geworden.

Augustinus Aurelius

Inhalt

Vorwort

Die Fähigkeit sich selbst mit all seinen Stärken und Schwächen wahrzunehmen, in ganz unterschiedlichen Situationen zu erkennen, ob eine Handlung und das damit verbundene Denken zielführend und sinnvoll oder vielleicht sogar gefährlich ist, ob es der anderen Person gerecht wird oder sie vor den Kopf stößt, ist von entscheidender Bedeutung, um zielgerichtet und sozial angemessen handeln zu können.

Insbesondere für das verträgliche Zusammenleben mit anderen Menschen ist es unerlässlich, sein eigenes Verhalten anderen Personen gegenüber angemessen beurteilen und regulieren zu können. Ich muss aber nicht nur mein eigenes Denken und Verhalten verstehen und wahrnehmen, sondern auch in der Lage sein, die Absichten und Bedürfnisse anderer Menschen zu erkennen und in meine Entscheidungen einzubeziehen. Ich muss also versuchen, die Gedanken und Absichten anderer Personen zu lesen und die hieraus gewonnenen Erkenntnisse in mein Handeln einfließen zu lassen. Jeder weiß aus eigener Erfahrung, dass diese Fähigkeiten der Selbstwahrnehmung und -reflexion sowie der Perspektivübernahme und des „Gedankenlesens" nicht einfach zu realisieren sind und nicht immer gut gelingen.

Eine wichtige Voraussetzung für die Fähigkeit der Selbstwahrnehmung und der Perspektivübernahme ist das Vorhandensein eines Selbstkonzepts. Ich muss wissen, wer ich bin, was mich als Mensch charakterisiert und inwiefern ich mich von anderen Menschen unterscheide. Obwohl sich die persönliche Einschätzung über sich selbst im Laufe der Zeit verändern kann, ist sie über den Verlauf eines Lebens erstaunlich stabil.

In diesem Buch geht es um Störungen der Fähigkeit zur Selbstwahrnehmung und -reflexion bei hirngeschädigten Patienten, es geht um Störungen metakognitiver Prozesse. Dieses Buch handelt von Patienten, die nach einer Hirnschädigung oder -erkrankung in ihrer Fähigkeit zur Selbstwahrnehmung und zum Perspektivwechsel beeinträchtigt sind. Typisch für diese Patienten ist, dass sie für andere Personen offensichtliche Schwierigkeiten nicht mehr angemessen wahrnehmen, dass sie die Probleme nicht nur bagatellisieren, sondern teilweise sogar komplett abstreiten.

Es werden in diesem Buch die historische Entwicklung, die Symptomatik, das diagnostische Vorgehen, Störungsmodelle und therapeutische Ansätze zur Behandlung dieser komplexen und schwerwiegenden Störung vorgestellt. Insbesondere im Kapitel zur Behandlung von Patienten mit einer Störung der Krankheitseinsicht wird dabei deutlich, dass eine Therapie von Patienten mit einer Störung der Krankheitseinsicht ein komplexes und schwieriges Unterfangen ist. Die Behandlung der Betroffenen stellt eine große therapeutische Herausforderung dar, weil ein primäres Ziel in der Therapie darin besteht, den Betroffenen zu vermitteln, dass ihre Einschätzungen über sich selbst nicht richtig, ja stellenweise komplett falsch sind. Jeder kennt aus dem Alltag, dass solche negativen Botschaften über die eigene Person unangenehm sind und schnell als irrelevant und nicht zutreffend abgetan werden. Solche Botschaften können häufig starke Kränkungen und reaktantes Verhalten hervorrufen. Die Sendung „Deutschland sucht den Superstar“ (DSDS) liefert hier sehr schöne, mehr oder weniger unterhaltsame Beispiele. Werden die Rückmeldungen aber ernst genommen, können im umgekehrten Fall auch Selbstzweifel und Verunsicherung entstehen.

Zum Schluss möchte ich noch darauf hinweisen, dass die Evidenzbasierung der neuropsychologischen Behandlung von Patienten mit einer gestörten Krankheitseinsicht noch in den Kinderschuhen steckt. Die Störungs- und Behandlungstheorien sind, wie die Leserin und der Leser später selbst sehen werden, in vielen Bereichen noch vage und unterspezifiziert. Empirische Befunde sind spärlich. Entsprechend gilt es, die hier vorgestellten theoretischen Überlegungen und therapeutischen Empfehlungen in der Zukunft noch weiter zu verbessern und zu optimieren. Es kann auch vorkommen, dass die Beschreibung der therapeutischen Interventionen der Neuropsychologin/dem Neuropsychologen zu subjektivistisch und der Psychotherapeutin/dem Psychotherapeuten zu mechanistisch erscheinen. Trotz dieser Probleme hoffe ich, hilfreiche Anregungen für die klinische Praxis geben zu können.

Aachen, im Sommer 2016

1 Fallbeispiel Herr G.

Herr G. erlitt während einer Autofahrt eine schwere Hirnblutung. Über den Notarzt, der von der Polizei gerufen wurde, erfolgte eine stationäre Notaufnahme, anschließend die Verlegung in eine Rehabilitationsklinik. Dort konnten die körperlichen Funktionen stabilisiert und mit Erfolg eine erste kognitive und motorische Aktivierung vorgenommen werden. Nach der stationären Rehabilitation wurde die in der Klinik begonnene neuropsychologische Behandlung ambulant fortgesetzt. In der neuropsychologischen Diagnostik zeigte Herr G. eine schwere Lern- und Gedächtnisstörung, eine leichte kognitive Verlangsamung und eine schwere Störung des Planens und Problemlösens. Zusätzlich ergaben sich Hinweise auf eine ausgeprägte Störung der Motivation und der Interessen (Antriebsminderung). Seine Krankheitseinsicht war deutlich eingeschränkt mit der Tendenz zu Konfabulationen. Eine depressive Störung war nicht feststellbar. Im Gegenteil, die Stimmung war eher gut gelaunt und er machte sich wenig Sorgen, obwohl er bei einer Vielzahl an Alltagsaktivitäten (Auto fahren, Finanzen verwalten, Einkaufen, Termine einhalten etc.) auf fremde Hilfe angewiesen war. Neben den kognitiven Störungen bereitete insbesondere die fehlende Krankheitseinsicht allen Beteiligten erhebliche Probleme. Ein kurzer Auszug eines Gesprächs zu Beginn der neuropsychologischen Therapie soll das Problem der verminderten Krankheitseinsicht bei Herrn G. illustrieren.

Therapeut: Nach dem Klinikaufenthalt erfolgte eine stationäre Rehabilitation.

Patient: Richtig.

Therapeut: Und was wurde in der Klinik mit Ihnen gemacht?

Patient: Da ging's los, dass man mit mir, also, dass ich ein Training machen musste, dass mir Sachen nicht so auf den Wecker gehen und ich mich in der Umwelt wieder zurecht finde.

Therapeut: Welche Probleme hatten Sie damals?

Patient: Es ging schon alles.

Therapeut: Bedeutet das, dass die Blutung keine großen Folgen für Sie hatte?

Patient: Ja, die Blutung hat dann aufgehört.

Therapeut: Die Narben der Operation sind relativ groß. Deutet das nicht darauf hin, dass es Probleme gegeben hat und evtl. noch gibt?

Patient: Die haben einen großen Teil des Schädels weggenommen.

Therapeut: Das scheint ja dann doch eher etwas Größeres gewesen zu sein.

Patient: Ja, aber das ist alles gut verheilt. Auf ein Stück Schädel oder Kopf zu verzichten ist nicht so angenehm.

Therapeut: Ich könnte mir vorstellen, dass die Blutung und Operation auch heute noch Folgen für sie hat.

Patient: Also ich hab im Moment hier und da meine Wehwehchen, aber das geht schon.

Therapeut: Bedeutet das, dass sie jetzt wieder [als Geschäftsführer einer kleinen Großhandelsfirma] arbeiten können?

Patient: Ja, sicherlich. Nicht mit Vollgas, aber im normalen beruflichen Alltag ginge das.

Therapeut: Nicht mit Vollgas? Wo würde es denn noch nicht klappen?

Patient: Es würde schon klappen.

Therapeut: Wenn alles klappt, was kann ich als Neuropsychologe jetzt noch für Sie tun?

Patient: Sie können mir helfen.

Therapeut: Wenn sie keine Probleme haben, dann kann ich ihnen schlecht helfen.

Patient: Na ja, da können Sie mir schon helfen.

Therapeut: Wenn Sie sagen, dass es keine Probleme gibt?

Patient: Na, das müssen Sie besser wissen.

Im weiteren Verlauf des Gesprächs, insbesondere nachdem er auf die Probleme im Alltag und die schlechten Testergebnisse hingewiesen wurde, relativiert Herr G. immer wieder seine Einschätzungen. Wurden Probleme benannt, stimmte er zu, gab aber gleich darauf wieder an, dass er eigentlich keine großen Probleme habe. Auch nachdem seine Partnerin in seiner Anwesenheit die vorhandenen Probleme als massiv bezeichnete, bagatellisierte er und wurde sogar etwas unwirsch als sie ihm konkrete Beispiele nannte, bei denen seine Probleme offensichtlich wurden.

2 Symptomatik

Das krankhafte Nichterkennen einer offensichtlichen Störung wird als Anosognosie bezeichnet

Das vorausgehende Fallbeispiel verdeutlicht die Schwierigkeiten von Patienten, die nach einer Hirnschädigung für andere Personen ganz offensichtliche Störungen und Alltagsschwierigkeiten teilweise oder vollständig nicht mehr erkennen können. Diese Beeinträchtigung der Wahrnehmung einer Erkrankung und/oder der Folgen einer solchen wird als Anosognosie (griechisch: „nosos" (Krankheit) und „gnosis" (Erkenntnis) bezeichnet. Synonym werden im deutschen Sprachraum auch die Begriffe „fehlende Krankheitseinsicht", „mangelndes Störungsbewusstsein" oder „gestörte Selbstwahrnehmung" verwendet. Im angloamerikanischen Raum finden sich Begriffe wie „unawareness of impairments", „unawareness of illness", „lack of insight in impairments" oder „impaired self-awareness" (Prigatano, 2010).

Symptomatik

Patienten bestreiten oder relativieren, dass sie eine Störung und daraus folgende Beeinträchtigungen im Alltag haben. Sie überschätzen ihre Leistungsfähigkeit und behaupten ganz oft, dass sie eine Aufgabe genauso wie gesunde Personen erledigen können. Wenn sie stellenweise Probleme einräumen, schreiben sie diese Schwierigkeiten häufig anderen Ursachen oder situativen Umständen zu. Sie sind logischen Argumenten und auch widerlegenden Demonstrationen nicht zugänglich. Teilweise produzieren sie dabei merkwürdige Erklärungen, um ihre Sichtweise zu verteidigen (z. B. Müdigkeit, Sehprobleme, „hatte schon immer ein schlechtes Gedächtnis"). Die betroffenen Patienten weisen in der Regel keine depressive Störung und auch keine Ängste auf. Im Gegenteil, sie wirken häufig ungewöhnlich unbeteiligt und unbesorgt. Insgesamt passt der Affekt oft nicht zu der schwierigen Krankheitssituation. Das Nicht-Erkennen einer Störung und deren Folgen kann sich selektiv auf eine bestimmte Störung (Hemiparese, Gedächtnisstörung, Verhaltensstörung usw.) und auf die damit einhergehenden Beeinträchtigungen beziehen. Für andere vorliegende Störungen und deren Folgen können durchaus eine Einsicht und ein Leidensdruck bestehen. Es ist nicht so, dass die betroffenen Patienten grundsätzlich alle nach einer Hirnschädigung vorhandenen Probleme abstreiten oder bagatellisieren.

Das Phänomen des Nicht-Wahrnehmens oder Nicht-Erkennens einer Erkrankung war in der Medizin des 19. Jahrhunderts schon länger bekannt (siehe z. B. Munk, 1881), wurde aber erstmals detailliert von den Neurologen Constantin von Monakow (1885) und Gabriel Anton (1898, S. 93) anhand einer von ihnen untersuchten Patientin (Ursula Mercz, 56 Jahre alt, Näherin, symmetrische Läsionen im okzipito-parietalen Cortex) beschrieben.

> „Die Kranke konnte nun Licht und Dunkel nicht mehr unterscheiden, nahm keinen Gegenstand mehr wahr, weder nahe, noch ferne, auch plötzliche Annäherung und rasches intensives Beleuchten lösten keinen Lidschlag aus. Der Blick war ins Leere gerichtet, eine Fixation war nicht nachweisbar.
>
> Es war nun im hohen Grade auffallend, dass die Patientin von diesen hochgradigen und später vollständigen Ausfall ihres Sehvermögens gar nicht Notiz nahm. Die sonst so klaghafte Patientin wurde durch diesen Verlust fast gar nicht behelligt. Wenn ihr Gegenstände zum Benennen vorgehalten wurden, so tastete sie – offenbar nach jahrelanger Gewohnheit – sofort danach, gab sich nie Mühe, mit dem Blicke etwas zu erkennen. Wurde ihr der Gegenstand ferne gehalten oder wenigstens das Berühren verhindert, so nannte sie auf's Geratewohl irgend einen Gegenstand; es war dabei wohl ersichtlich, dass sie hierin – wie langjährig Blinde – eine gewisse Uebung im Errathen erkennen liess. Dies zu constatiren, reichte uns ihr Sprachvermögen gewiss vollkommen aus. Wenn Sie direct befragt wurde über ihre Sehvermögen, so antwortete sie in vagen, allgemeinen Ausdrücken, „das sei eben so, in der Jugend sehe man besser". Sie versicherte ruhig und treuherzig, dass sie vorgehaltene Gegenstände sehe, während die fast täglich Untersuchung das Gegenteil bewies. Sie erklärte auch Dinge zu sehen, die ihr gar nicht vorgezeigt wurden.
>
> Die Kranke war sich des Verlustes des Sehvermögens *nicht bewusst*, es gab dieser Defect auch nicht Veranlassung zu weiteren Gedanken und Schlussbildungen, zu

Kummer, zu Unlust. Dies zu einer Zeit, wo ihr das Fehlen einer Wortbezeichnung, also der Erinnerung eines Sprachbildes sichtliche Pein verursachte."

Babinski prägte den Begriff „Anosognosie"

1914 prägte der Neurologe Babinski den Begriff *Anosognosie* für dieses Störungsbild (*„It is, I think, permitted to use a neologism to design this state and term it ‚anosognosia'*, Papagno & Vallar, 2003, S. 178). Babinski bezog sich in seiner Publikation auf das Verhalten von Patienten, die nach einer rechtshemisphärischen Hirnschädigung Lähmungen der linken Körperhälfte nicht mehr wahrnahmen und das Vorhandensein dieser Störungen auf konkrete Nachfrage abstritten und leugneten. Mit dem Begriff *Anosodiaphorie* charakterisierte Babinski Patienten, die zwar eine Hemiparese nicht leugneten, dieser gegenüber aber ungewöhnlich unbeteiligt und indifferent wirkten: „I also observed some hemiplegics who, without ignoring the existence of their paralysis, did not seem to attach much importance of it, as if it was a minor disease. A similar condition could be termed „anosodiaphoria" (adiaphoria, indifference)." (Papagno & Vallar, 2003, S. 178). Tabelle 1 und 2 geben einen Überblick über wichtige Begriffe und historische Entwicklungsschritte in der Erforschung des Phänomens der verminderten Krankheitseinsicht.

Tabelle 1:
Übersicht über die wichtigsten Begriffe, ihre Bedeutung und Autorenschaft in Bezug auf das Phänomen einer gestörten Krankheitseinsicht

Begriff	Definition	Jahr	Ursprung
Anosognosie	Fehlendes Krankheits- oder Störungsbewusstsein in Bezug auf eine linksseitige Hemiparese	1914	Joseph Babinski (1857–1932)
Anosodiaphorie	Indifferenz oder Gleichgültigkeit gegenüber einer linksseitigen Hemiparese; abgeschwächte Form der Anosognosie	1914	Joseph Babinski (1857–1932)
Anton-Syndrom	Patienten mit einer bilateralen kortikalen Läsion der Sehrinde, nehmen die eigene Blindheit nicht wahr.	1898	Gabriel Anton (1858–1933)
Verleugnung („denial")	Psychoanalytischer Abwehrmechanismus, bei dem vom Betroffenen ein objektiver Sachverhalt geleugnet wird	1894 1936	Sigmund Freud (1856–1939) Anna Freud (1895–1982)
Verleugnung einer Erkrankung („denial of illness")	Adaptiv motivierte Reaktion einer Person vor dem Hintergrund einer Erkrankung/Behinderung, um Anspannung und Angst zu vermeiden bzw. zu reduzieren	1955	Edwin Weinstein (1909–1998) Robert Kahn (1919†)
Unawareness of deficit	Unfähigkeit eine offensichtlich vorhandene Erkrankung oder Behinderung wahrzunehmen	1990	Daniel Schacter (1952)

Anmerkung: †Das Todesdatum ließ sich nicht eruieren.

In der Literatur wurden seit der Publikation der ersten Patientenberichte Ende des 19. Jahrhunderts eine Vielzahl weitere Fälle dokumentiert, bei denen Patienten nach einer Hirnschädigung oder -erkrankung eine Halbseitenlähmung, kortikale Blindheit, Gesichtsfeldeinschränkung, Taubheit, Sprachstörung oder eine andere hirnschädigungsbedingte Störung nicht erkennen konnten, und wenn sie auf diese Störung angesprochen wurden, zu Konfabulationen, Bagatellisierungen, Entschuldigungen und/oder Rationalisierungen neigten (Prigatano & Schacter, 1991).

Tabelle 2:
Übersicht über wichtige historische Schritte bei der Erforschung des Phänomens der „Anosognosie"

Jahr	Ereignis
1885	von Monakow beschreibt den Fall eines 70 Jahre alten Schlaganfall-Patienten mit kortikaler Blindheit und Aphasie. Der Patient nahm nicht wahr, dass er erblindet war, obwohl er seine sonstige körperliche Gebrechlichkeit ausreichend gut bewerten und einschätzen konnte (*„Ebenso kam ihm seine Blindheit nicht im Geringsten zum Bewusstsein während er über seine Gebrechlichkeit, senile Dummheit in rührender Weise Anspielungen machte und hie und da auf sein baldiges Lebensende hinwies."* von Monakow, 1885, S. 171).
1898	Der Neurologe Anton berichtet über eine 56 Jahre alte Näherin mit einem Schlaganfall, die nicht wahrnahm, dass sie blind war. Sie gab an, gezeigte Gegenstände gut sehen zu können, obwohl das nicht der Fall war. Ebenfalls vorhandene Sprachprobleme konnte sie dagegen gut realisieren und benennen. Bei der Autopsie fanden sich bilaterale Läsionen im Gyrus angularis, im okzipitalen Assoziationscortex und im Splenium des Corpus callosums.
1914	Der Neurologe Babinski verwendet den Begriff „Anosognosie", um das Problem von zwei Schlaganfall-Patienten zu kennzeichnen, die eine bei ihnen vorliegende linksseitige Hemiparese nicht erkannten. Beide Patienten wiesen ansonsten keine schwerwiegenden kognitiven Störungen auf, die ihr merkwürdiges Verhalten erklärt hätte. Babinski prägte auch den Begriff „Anosodiaphorie" und bezeichnete damit eine ungewöhnliche Indifferenz und Unbetroffenheit gegenüber einer vorliegenden Störung und der daraus folgenden Beeinträchtigung im Alltag.
1955	Weinstein und Kahn legen eine umfangreiche Monographie zum Phänomen der Anosognosie vor, in der vor allem die psychologischen Aspekte des Störungsbildes betont werden (dysfunktionales Coping). Weinstein und Kahn verstanden eine Awareness-Störung als einen aktiven psychologischen Bewältigungsversuch des Patienten („denial of illness"), mit dem der Patient mit seiner Krankheit und den daraus folgenden Konsequenzen umzugehen versucht.
1989	McGlynn und Schacter publizieren eine detaillierte Übersichtsarbeit über Awareness-Störung bei hirngeschädigten Patienten und beleben damit die Forschung zum Phänomen der Anosognosie neu. Insbesondere wird eine rege Forschung zur Ätiologie der Störung und den neuropsychologischen Störungsmechanismen angestoßen. Im Gegensatz zu der Publikation von Weinstein und Kahn werden neuropsychologische Mechanismen der Störung in den Vordergrund gestellt.
1991	Prigatano und Schacter geben ein Buch zum Thema „Awareness of Deficit after Brain Injury" heraus. In diesem Buch wird erstmals ein umfangreicher Überblick über das Phänomen der Anosognosie gegeben und auch der Zusammenhang zwischen Anosognosie, Bewusstsein und Selbst thematisiert.

Ein vollständiges Fehlen der Einsicht ist selten

In den Fallbeschreibungen und Studien wird deutlich, dass eine gestörte Krankheitseinsicht ganz unterschiedliche Ausprägungen haben kann und ein vollständiges Fehlen der Krankheitseinsicht für eine Erkrankung oder Störung (z.B. Hemiparese) eher selten ist. Zeigt sich ein solches komplettes Nicht-Wahrnehmen, dann häufig in der Akutphase der Hirnschädigung oder bei Patienten in einem fortgeschrittenen Stadium einer Demenz (Clare, 2010).

Häufiger sind Fehleinschätzungen über die Art, den Umfang, den Schweregrad und die Konsequenzen

In der klinischen Praxis sind aber subtile und selektive Formen des Nicht-Erkennens einer Krankheit und deren Folgen viel häufiger (Gauggel, Peleska & Bode, 2000; Prigatano, Altman & O'Brien, 1990; Prigatano & Altman, 1990; Sherer et al., 1998c). Das Erkennen einer Störung oder der daraus folgenden Behinderung muss nicht immer komplett fehlen. Viel typischer und häufiger sind Fehleinschätzungen über die Art, den Umfang und den Schweregrad der Störung sowie das Ausmaß der durch die Störung verursachten Behinderungen oder funktionellen Einschränkungen (Hart et al., 2004). Beispielsweise tendieren Patienten mit einem Schädelhirntrauma häufig dazu, die vorhandenen kognitiven Leistungseinschränkungen als weniger gravierend einzuschätzen als Angehörige oder Therapeuten. Sie überschätzen häufig ihre Leistungsfähigkeit und Alltagskompetenz (z.B. beim Autofahren, beim Verwalten von Finanzen, bei schulischen Leistungen).

Die Krankheitseinsicht ist häufig nicht global, sondern selektiv beeinträchtigt

Diese Selektivität des Erkennens bzw. der Wahrnehmung (ein Teil der Probleme wird erkannt, ein anderer Teil nicht) von Symptomen oder Beeinträchtigungen ist überraschend, wird aber schon seit der ersten Beschreibung des Störungsbildes berichtet. Schon den Neurologen Anton und Babinski war bei der Untersuchung ihrer Patienten aufgefallen, dass diese nicht grundsätzlich und global bei der Selbstwahrnehmung beeinträchtigt waren, sondern selektive Selbst-Wahrnehmungsdefizite aufwiesen. Entsprechend ist der Begriff „Anosognosie" unscharf und irreführend, suggeriert er doch eine vollständige Unfähigkeit Störungen und daraus resultierende Beeinträchtigungen zu erkennen. Im angloamerikanischen Sprachraum wird das Phänomen der Anosognosie daher häufig mit Begriffen wie „unawareness of illness", „lack of insight" oder „impairment of self-awareness" beschrieben (Prigatano, 2010). In dem hier vorliegenden Buch schließe ich mich dieser Terminologie an und verwende vergleichbare Begriffe, da diese unterschiedliche Ausprägungsgrade der Störung zulassen und eine dimensionale und selektive Betrachtung des Phänomens erlauben. Es wird auch immer wieder der englische Begriff „Awareness" verwendet, wobei dieser am besten mit dem Begriff „Störungsbewusstsein" übersetzt werden kann.

Merke

Der Begriff „Anosognosie" ist nicht optimal, suggeriert er doch, dass bei den betroffenen Patienten überhaupt keine Krankheitseinsicht vorliegt. Die Krankheitseinsicht ist aber häufig nur für bestimmte Defizite (z.B. Hemiparese, Gedächtnisstörung) vermindert, also domänenspezifisch. Hinzu kommt, dass ein komplettes Nicht-Erkennen des Defizites (z.B. Lähmung) eher selten ist. Ein solches komplettes Nicht-Erkennen tritt überwiegend in der Akutphase der

Erkrankung auf. Generell hat die neuropsychologische Forschung in den letzten Jahrzehnten gezeigt, dass die von den „alten" Neurologen beschriebenen klassischen Syndrome (Amnesie, Aphasie, Agnosie, Apraxie etc.) in der klinischen Praxis eher selten sind. Selbst ein schwer gedächtnisgestörter Patient wie der Patient H. M., dessen Gedächtnisstörung als Paradebeispiel einer Amnesie gilt, hatte ein relativ intaktes prozedurales Gedächtnis. Er hatte auch eine relativ intakte Krankheitseinsicht und ein differenziertes Selbstkonzept (McGlynn & Schacter, 1989; Corkin, 2002).

Zum Schluss dieses Abschnitts soll noch auf ein weiteres paradox anmutendes Phänomen, das Phänomen der impliziten Awareness („implicit awareness"), bei Patienten mit einer verminderten Krankheitseinsicht hingewiesen werden (Mograbi & Morris, 2013). In der klinischen Praxis, aber auch in Beschreibungen in der Literatur lassen sich immer wieder Patienten mit einer verminderten Krankheitseinsicht (z. B. Patienten mit einer Anosognosie für die Hemiparese) finden, die, trotz gegenteiligen Aussagen, in ihrem Verhalten erkennen lassen, dass sie die vorhandene Störung doch irgendwie wahrnehmen (Berti et al., 1996; Fotopoulou et al., 2010; Nardone et al., 2007; Ramachandran, 1995). Schon Schacter (1990) hat auf dieses Phänomen hingewiesen: „The term ‚implicit knowledge' refers to knowledge that is expressed in task performance unintentionally and with little or no phenomenal awareness", S. 157. Ein Teil der Patienten mit einer gestörten Krankheitseinsicht scheint ein implizites Wissen über die vorhandene Störung zu besitzen. Fotopoulou et al. (2009) beschreiben beispielsweise eine Patientin, die ihre Hemiparese und alle damit verbundenen Behinderungen abstreitet, aber spontan während einer Visite sagt, dass es sicherlich besser wäre, wenn die Ärzte wiederkommen würden, wenn sie wirklich krank sei und sich nicht mehr bewegen könne. Eine andere Patientin mit einer gestörten Krankheitseinsicht für die Hemiparese beklagte sich täglich bitterlich über Probleme bei der Bewältigung des Alltags, verneinte aber das Vorliegen einer Hemiparese (Fotopoulou & Conway, 2004).

Patienten mit einer gestörten Krankheitseinsicht scheinen zum Teil ein implizites Wissen über die vorhandene Störung zu besitzen

Implizite und explizite Awareness

Von einer „impliziten Awareness" kann dann ausgegangen werden, wenn der Patient ein gewisses Maß an Wissen über die Störung und Behinderung erkennen lässt, auch wenn er im Gespräch das Vorliegen einer solchen Störung und Behinderung explizit verneint. Auf eine „implizite Awareness" kann also geschlossen werden, wenn es indirekte verbale Äußerungen oder non-verbales Verhalten gibt, das nur dann verständlich ist, wenn der Patient ein gewisses Wissen über das Vorliegen einer Störung oder Behinderung hat. Eine „explizite Awareness" lässt sich dagegen direkt im Gespräch erkennen, wenn der Patient die vorhandenen Defizite detailliert berichtet.

3 Folgen einer Störung der Krankheitseinsicht

Es ist an dieser Stelle sicherlich keine große Überraschung zu betonen, dass eine verminderte Krankheitseinsicht für die betroffenen Personen erhebliche negative Konsequenzen im Alltag hat. Schon während der Durchführung der Therapien kann sich eine fehlende Krankheitseinsicht durch ein unmotiviertes Verhalten und insbesondere eine verringerte Compliance bei den Therapien bemerkbar machen (Malec & Moessner, 2000; Ownsworth & Clare, 2006; Trahan et al., 2006). Im Alltag kommen Schwierigkeiten im zwischenmenschlichen Bereich, in der Partnerschaft und bei der schulischen oder beruflichen Wiedereingliederung hinzu. Eine verminderte Krankheitseinsicht ist nicht selten auch der Grund dafür, dass es zu Trennungen oder zum Scheitern einer beruflichen Wiedereingliederung kommt (Ownsworth & Clare, 2006; Ownsworth, McFarland & McYoung, 2000a; Sherer et al., 1998b; Sherer, Hart, Nick, Whyte, Thompson & Yablon, 2003).

Ein sehr interessantes Beispiel für die möglichen negativen Folgen einer Störung der Krankheitseinsicht wird von dem Neurologen Weinstein (1970, 1981) geschildert. Er beschreibt am Beispiel des amerikanischen Präsidenten Thomas Woodrow Wilson (1856–1924), welche dramatischen Folgen eine verminderte Krankheitseinsicht haben kann.

Wilson war Politiker der demokratischen Partei und von 1913 bis 1921 der 28. Präsident der Vereinigten Staaten. Während seiner Amtszeit traten die Vereinigten Staaten 1917 in den ersten Weltkrieg ein. Er erhielt für die von ihm initiierte Gründung des Völkerbundes, eine Art Vorgänger der Vereinten Nationen (UNO), 1919 den Friedensnobelpreis.

Im Alter von 39 Jahren erlitt Wilson einen leichten linkshemisphärischen Schlaganfall mit einer leichten rechtsseitigen Hemiparese. Im Laufe eines Jahres zeigten sich die motorischen Probleme rückläufig, so dass er nach einem Jahr wieder wie gewohnt schreiben und als Juraprofessor in Princeton arbeiten konnte. 1902 wurde er zum Präsidenten der Princeton University ernannt. 1904 und 1906 erlitt er weitere Schlaganfälle. 1910 wurde er vom Kuratorium der Universität Princeton aus dem Amt gedrängt und im selben Jahr zum Gouverneur von New Jersey gewählt. Von dieser Position aus kandidierte er 1912 für die Präsidentschaft der USA und wurde 1913 zum 28. Präsidenten der Vereinigten Staaten gewählt. Schon während des Wahlkampfes 1912 und auch in den weiteren Amtsjahren kam es wieder zu leichten, aber immer vorübergehenden neurologischen Problemen, vermutlich transienten ischämischen Infarkten. Ein Monat nach seiner Amtseinführung war auch die rechte Hemisphäre betroffen. Wilson hatte eine vorübergehende Schwäche im linken Arm und in der linken Hand. Nach der Beschreibung des Neurologen Weinstein (Woodrow Wilson: A Medical and Psychological Biography) wurde Wilson im Verlauf seiner Amtszeit zunehmend „suspicious, secretive“ und „egocentric“.

Auf der Friedenskonferenz 1919 in Paris, auf der mit dem besiegten Deutschland u. a. über Reparationsforderungen verhandelt wurde, traten bei Wilson plötzlich Symptome einer Virusinfektion mit starker Übelkeit und heftigem Fieber auf. Seine Berater beobachteten darüber hinaus über Nacht eine massive Persönlichkeitsveränderung. Weinstein geht davon aus, dass diese Persönlichkeitsveränderung die Folge eines weiteren Schlaganfalls oder einer Encephalitis lethargica gewesen sein könnte.

Mit der Persönlichkeitsveränderung ging auch ein kompletter Wechsel seiner Einstellung zu Deutschland einher. Vor der Konferenz hörte er auf seine Berater und war daran interessiert, dass Deutschland nicht gedemütigt wird und als Mitglied in den von ihm propagierten Völkerbund aufgenommen werden sollte. Er positionierte sich gegen die harte Haltung Frankreichs, das den deutschen Ex-Kaiser verhaften wollte und sehr hohe Reparationszahlungen forderte. Nach der Infektion schloss er sich plötzlich und für seine Berater überraschend der Haltung Frankreichs an. Er hörte nicht mehr auf seine Berater, war logischen Argumenten nicht mehr richtig zugänglich, zögerlich, vergesslich und brauchte viel Zeit, um wichtige Dinge zu begreifen.

Nach seiner Rückkehr aus Paris wurden die Probleme immer offensichtlicher. Ende 1919 erlitt er einen weiteren, diesmal schweren rechtshemisphärischen Schlaganfall mit einer linksseitigen Hemiparese, homonymer Hemianopsie und einem Neglect. Trotz des Schlaganfalls und den damit einhergehenden Störungen bestritt Wilson, einen Schlaganfall erlitten zu haben. Er hielt sich weiter für kompetent das Amt des Präsidenten der Vereinigten Staaten auszuüben. Er berief sogar seinen Innenminister („secretary of state“) ab, als dieser eine Kabinettssitzung einberufen hatte, auf der über den Gesundheitszustand des Präsidenten beraten werden sollte. Trotz dieser für alle offensichtlichen Probleme kam es aus verschiedenen Gründen nicht zu einer Amtsenthebung (siehe Morris, 2010). Wilson wollte sogar für eine weitere Amtszeit zur Wahl antreten, erhielt aber glücklicherweise keine Unterstützung mehr von seiner Partei.

In einer aktuellen Übersichtsarbeit haben Ownsworth und Clare (2006) Studien mit Schädel-Hirntrauma-Patienten ausgewertet, in denen der Zusammenhang zwischen einer Störung der Krankheitseinsicht und dem Verlauf während und nach der Rehabilitation untersucht wurde. Von den 12 ausgewählten Studien zeigten die Daten von vier Studien, dass eine gute Krankheitseinsicht mit einem besseren Rehabilitationserfolgt einherging. Sechs weitere Studien deuteten auf einen solchen Zusammenhang hin und nur in zwei Studien (Malec, Buffington, Moessner & Degiorgio, 2000; Noé, Ferri, Caballero, Villodre, Sanchez & Chirivella, 2005) konnte ein solcher Zusammenhang nicht nachgewiesen werden.

Eine gestörte Krankheitseinsicht hat erhebliche negative Folgen für die familiäre, berufliche oder schulische Reintegration

Beispielsweise haben Sherer et al. (1998b) in einer Studie mit 66 Patienten mit einem Schädel-Hirn-Trauma den Beschäftigungsstatus ca. 1 ½ Jahre nach dem Trauma dokumentiert. Die Krankheitseinsicht wurde in dieser Studie anhand eines Fremdratings der Therapeuten und anhand einer Diskrepanz zwischen der Selbst- und Fremdbeurteilung durch Angehörige erfasst. Eine bessere

Krankheitseinsicht bei Beginn der Rehabilitation war mit einem besseren Beschäftigungsstatus bei der Verlaufsuntersuchung verbunden.

In einer Studie von Fischer, Gauggel und Trexler (2004) wurde bei 63 Patienten mit einem Schädel-Hirntrauma der Zusammenhang zwischen der Krankheitseinsicht, der Fähigkeit zur Zielsetzung und dem Outcome in einer kognitiven Aufgabe sowie bei der Rehabilitation untersucht. Die Krankheitseinsicht wurde wie in der Studie von Sherer und Kollegen anhand eines Diskrepanzwertes aus einer Fremd- und Selbstbeurteilung erfasst. Es zeigte sich, dass eine verminderte Krankheitseinsicht insbesondere beim Erarbeiten von realistischen Therapiezielen Probleme bereitet und den Rehabilitationserfolg verringert.

Bei Schlaganfall-Patienten konnte Pedersen und Kollegen (1996) zeigen, dass Patienten mit einer verminderten Krankheitseinsicht bei Entlassung aus der Klinik schlechterer funktionelle Selbständigkeit (Barthel Index) und auch eine höhere Morbiditätsrate aufwiesen. Auch konnten weniger Patienten nach der stationären Entlassung ein selbständiges Leben führen.

4 Verleugnung einer Krankheit („denial“)

Vom Phänomen einer verminderten Krankheitseinsicht als unmittelbare Folge einer Hirnschädigung und einer damit verbundenen Schädigung neuronaler Systeme, die für die Selbstwahrnehmung verantwortlich sind, gilt es das Phänomen der Verleugnung („denial“) abzugrenzen (Hart, 2014; Kortte & Wegener, 2004; Livneh, 2009a; Vandereycken & Meermann, 2008). Eine solche Unterscheidung ist nicht einfach, da krankheitsverleugnende Patienten (z. B. nach einem Herzinfarkt oder nach Stellung einer infausten Tumordiagnose) ein ähnliches Verhalten an den Tag legen wie hirngeschädigte Patienten mit einer verminderten Krankheitseinsicht. Der Unterschied liegt vor allem in der Ätiologie der Störung, der Funktionalität des Verleugnens und im Inhalt des „Verleugneten“ (z. B. Abstreiten der Richtigkeit der Diagnose).

Das Konzept der Verleugnung („denial“) entstammt ursprünglich der Psychoanalyse und wurde durch Sigmund Freud (1924) erstmals beschrieben. In der psychoanalytischen Literatur stellt die Verleugnung einen primitiven narzisstischen Abwehrmechanismus (Selbstschutzmechanismus) dar, der bei der Regulation innerpsychischer Konflikte und unangenehmer Emotionen (z. B. Angst) eine wichtige Rolle spielt. Durch den Mechanismus der Verleugnung und das daraus resultierende Verhalten (z. B. Negieren von Fakten) soll das Bewusstsein für einen schmerzhaften Aspekt der Realität oder die Existenz von unangenehmen Tatsachen vermieden werden (Gabbard, Litowitz & Kracke, 2011; Sadock, Sadock & Ruiz, 2009).

In der aktuellen Literatur wird das Verleugnen zum einen als Phänomen („Symptom“) und zum anderen als ein psychologischer Prozess gesehen, der das Verhalten eines Patienten erklärt. Problematisch an dem Konzept der Verleugnung ist, dass es im Laufe der Zeit sehr facettenreich und unscharf wurde (Livneh, 2009b; Vandereycken & Meermann, 2008). Das Abweichen von der ursprünglichen psychoanalytischen Definition hängt u. a. auch damit zusammen, dass nicht klar ist, ob eine Verleugnung unbewusst oder bewusst erfolgt und ob ein solches Verhalten funktional oder dysfunktional für die betroffene Person ist.

Tabelle 3:
Übersicht über die verschiedenen Aspekte des Phänomens „Denial“ (in Anlehnung an Goldbeck, R. (1997). Denial of physical illness. Psychosomatic Medicine, 43 (6), 575–593.)

Weinstein und Kahn (1955)	• Explizite Verleugnung: direkte verbale Verleugnung einer Beeinträchtigung • Implizite Verleugnung: Rückzug, Unaufmerksamkeit
Weisman (1972)	• Primäre Verleugnung: Zurückweisung von Fakten über die Erkrankung oder der Diagnose • Sekundäre Verleugnung: Zurückweisung der Manifestation der Krankheit (incl. der Implikation der Symptome und der Behandlung) • Tertiäre Verleugnung: Verleugnung der Langzeit-Prognose oder des Outcomes der Erkrankung (z. B. Tod)
Breznitz (1983)	• Verleugnung von Informationen • Verleugnung von bedrohlichen Informationen • Verleugnung der persönlichen Relevanz • Verleugnung der Dringlichkeit • Verleugnung der Vulnerabilität/Verantwortlichkeit • Verleugnung von Affekten • Verleugnung der affektiven Relevanz
Havik & Maeland (1986)	• Verbale Zurückweisung der Erkrankung • Verleugnung der sekundären Manifestation der Erkrankung • Verbale Zurückweisung von Ängsten in Bezug auf die aktuelle Krankheit • Unterdrückung (z. B. die bewusste Anstrengung sich gedanklich nicht mit der Erkrankung zu beschäftigen)
Levine et al. (1994)	• Verleugnung von entsprechenden Gedanken • Verleugnung von entsprechenden Emotionen
Jacobsen & Lowery (1992)	• Verleugnung der Erkrankung • Verleugnung der Auswirkungen auf die Zukunft • Verleugnung der Notwendigkeit einer Behandlung • Affektive Verleugnung

Coping bezeichnet die Art des Umgangs mit einem als bedeutsam und schwierig empfundenen Lebensereignis

Zusammenfassend lässt sich festhalten, dass ein im klinischen Kontext beobachtetes Verleugnen („denial“) einer Erkrankung und/oder von Beeinträchtigungen als ein Copingverhalten und eine Anpassungsstrategie zum Selbstwertschutz verstanden werden kann (Hart, 2014; Livneh, 2009b). Betroffene Personen versuchen durch ein solches Verhalten mehr oder weniger bewusst, die bei emotionalen Konflikten entstehenden unangenehmen Emotionen zu reduzieren. Aus psychologischer Sicht handelt es sich bei der Verleugnung also um einen Versuch, extrem negative Emotionen zu reduzieren, wobei ganz unterschiedliche Strategien (Verleugnen, Rationalisieren, Zurückweisung, Vermeidung etc.) zum Einsatz kommen, die mehr oder weniger funktional sein können (Sheppes, Suri & Gross, 2015). Ein Verleugnen oder Bagatellisieren stellt nur eine von mehreren Emotionsregulationsstrategien dar und kann auch bei gesunden Menschen vorkommen, wenn diese in bestimmte starke emotionale Konfliktsituationen kommen. Eine häufige Ursache einer Krankheitsverleugnung stellen Informationen über das Vorliegen einer lebensbedrohlichen Krankheit dar (Hart, 2014).

Verleugnung ist eine psychologisch motivierte Strategie, um negative Gefühlszustände zu vermeiden

Im Gegensatz zum psychologisch motivierten Verleugnen („Denial") entsteht die bei hirngeschädigten Patienten auftretende verminderte Krankheitseinsicht primär durch die Schädigung jener neuronaler Systeme, die für die Selbstreflexion und -wahrnehmung verantwortlich sind (Vuilleumier, Vocat & Saj, 2013). Somit handelt es sich bei hirngeschädigten Patienten um eine neurokognitive System- bzw. Funktionsstörung, analog einer Störung des episodischen Gedächtnisses oder der selektiven Aufmerksamkeit. In Tabelle 4 sind die wichtigsten Merkmale beider Phänomene mit dem Ziel einer Abgrenzung aufgelistet.

Tabelle 4:
Differentialdiagnostik: „Denial" vs. „Anosognosie"
(verminderte Krankheitseinsicht nach Hirnschädigung)

	„Denial"	**„Anosognosie"**
Inhalt	Psychologische Abwehr („motivated denial", „coping")	Verminderte Krankheitseinsicht, vermindertes Störungsbewusstsein
Ätiologie	Starker emotionaler Konflikt verbunden mit negativen Emotionen (z. B. Angst) aufgrund selbstwertbedrohlicher Informationen (meistens Informationen über das Vorliegen einer lebensbedrohlichen Erkrankung)	Schädigung neuronaler Systeme, die für die Realisierung metakognitiver Prozesse verantwortlich sind
Symptome/ Verhalten	Vermeidung, Verleugnung, Bagatellisierung	Abstreiten, Leugnen, Bagatellisieren, Relativieren oder Überschätzen der Leistungsfähigkeit
Emotionen	Negative Emotionen (z. B. Angst, Wut, Ärger)	Indifferent, relativ unbeteiligt, wenig betroffen
Themen	Diagnose, Krankheit, Bedrohung durch Krankheit	Leistungsfähigkeit, Behinderungen
Störungsbilder	Bestimmte psychische Störungen, kardiovaskuläre Erkrankungen, Tumorerkrankungen etc.	Hirngeschädigte Patienten mit sensomotorischen oder kognitiven Störungen
Anmerkungen	Auslöser sind überwiegend Informationen, die mit selbstkonzeptbedrohlichen unangenehmen Gedanken oder Vorstellungen einher gehen	Geht mit objektivierbaren kognitiven, motorischen oder sensorischen Defiziten einher

Differentialdiagnostik „Denial“ vs „Anosognosie“: Welche Faktoren sprechen gegen ein rein emotional bedingtes Verleugnen?

- Verleugnet werden nicht immer die Störungen, die mit den negativsten Konsequenzen und damit mit den stärksten negativen Emotionen für den betroffenen Patienten einhergehen.
- Eine Verbesserung der Störung geht nicht automatisch mit einer Verbesserung der Krankheitseinsicht für diese Störung einher.
- Die Prävalenzrate unterscheidet sich bei den verschiedenen Störungsbildern und bei den Läsionslokalisationen deutlich (z. B. finden sich deutliche Hemisphärenunterschiede).
- Es fehlt häufig der Leidensdruck und die affektive Beteiligung bei den betroffenen Patienten (z. B. keine Rumination oder Aussagen darüber, wie belastend die Erkrankung ist).
- Bei der durch den Wada-Test (siehe https://de.wikipedia.org/wiki/Wada-Test) induzierten Awareness-Störung ist kein emotionaler Konflikt vorhanden, da die Patienten nach der Prozedur wieder ihren Arm bewegen können.
- Häufig ist keine Ambivalenz bei den betroffenen Patienten zu beobachten. Sie können im Gespräch mit voller Überzeugung zustimmen, dass eine Störung vorliegt, unmittelbar danach aber das Vorhandensein der Störung wieder abstreiten, ohne eine große emotionale Betroffenheit zu zeigen.
- Eine Störung der Krankheitseinsicht ist häufig in der Akutphase der Erkrankung vorhanden, in der die Patienten oft noch kognitiv deutlich beeinträchtigt sind und noch keinen richtigen Überblick über die Folgen der Erkrankung haben. Die Einsicht in die vorhandene Krankheit verbessert sich häufig in den ersten Wochen. Die Patienten können dann die ganzen negativen Folgen besser erkennen. Eine psychologisch motiviertes Verleugnen („denial“) würde genau den gegenteiligen Verlauf erwarten lassen.
- Viele Patienten weisen trotz massiver Beeinträchtigungen keine Störung der Krankheitseinsicht auf.
- Obwohl Patienten verbal das Vorhandensein einer Störung abstreiten oder bagatellisieren, zeigen sie implizit im Verhalten doch eine Berücksichtigung der Störung/Behinderung.
- Das Verleugnen geht häufig mit schwerwiegenden Folgen (z. B. familiäre Konflikte, Verlust des Arbeitsplatzes) für die Betroffenen einher, die zusätzliche emotionale Belastungen mit sich bringen und eine erhebliche Bedrohung für das Selbstkonzept darstellen.
- Autobiografischen Berichte von Neurologen oder Psychiatern, die eine Hirnschädigung oder -erkrankung erlitten haben, machen deutlich, dass auch Personen, die mit dem Phänomen „Anosognosie“ vertraut sind, davon betroffen sein können (siehe Brodal, 1973; German, Flanigan & Davey, 1964).

Die Unterscheidung zwischen einer Störung der Krankheitseinsicht und einem emotional bedingten Verleugnen ist von diagnostischer und auch therapeutischer Relevanz. Während der neuropsychologischen Diagnostik muss daher die

Funktionalität des Verhaltens (z. B. Bagatellisieren zur Reduktion von aversiven Emotionen) anhand von Situationsanalysen sehr genau exploriert werden. Anschließend gilt es die (neuro-)psychologische Behandlung entsprechend der vermuteten Funktionalität auszurichten (Hart, 2014; Livneh, 2009b).

Die Unterscheidung zwischen einer Störung der Krankheitseinsicht und einer Verleugnung erfolgt anhand von Situationsanalysen

Hierbei gilt es auch zu beachten, dass hirngeschädigte Patienten mit einer Störung der Krankheitseinsicht in Situationen, in denen sie massiv kritisiert und sich in ihrem Selbstwert und Selbstkonzept bedroht fühlen, genauso wie gesunde Personen dazu neigen, sich zu „verteidigen". „Denial" und „Anosognosie" können also parallel auftreten (Kortte, Wegener & Chwalisz, 2003). Die Patienten zeigen in diesen Situationen also ein normales „selbstwertprotektives" Verhalten.

Der Patient muss nur intensiv mit einem selbstwertbedrohlichen Thema (z. B. seinem Versagen in einer bestimmten Situation; antizipierte Unfähigkeit Auto zu fahren) konfrontiert werden. Wie das Fallbeispiel am Anfang dieses Buches zeigt, erfolgt bei einer solchen Konfrontation meistens zuerst ein für Patienten mit einer verminderten Krankheitseinsicht typisches Herumreden und Bagatellisieren, dann eine vordergründige Zustimmung, die allerdings nicht lange anhält. Bei weiterer Konfrontation kann es dann in der Situation zu einem heftigeren Abstreiten oder Leugnen kommen, das primär als Ergebnis des Selbstwertschutzes (d. h. im Sinne einer Verteidigung gegen eine aus Sicht des Patienten ungerechtfertigte Kritik) zu sehen ist (Alicke & Sedikides, 2009, 2011).

Wir werden später sehen, dass das Phänomen des „Verleugnens" und des verminderten Störungsbewusstseins (Anosognosie) besser verstanden und voneinander abgegrenzt werden kann, wenn dieses vor dem Hintergrund einer Theorie des Selbst bzw. des Selbstkonzepts gesehen wird. Bei dieser Betrachtung steht das Selbstkonzept mit seinem Bedürfnis nach Selbstwerterhöhung und -schutz im Mittelpunkt. Aufgrund des Bedürfnisses nach Selbstwerterhöhung und -schutz tendieren wir Menschen nämlich dazu, positive Informationen über uns selbst über zu bewerten und im Falle von selbstkonzeptbedrohlichen Informationen diese als irrelevant, falsch oder unsinnig abzuwerten. Ein „Verleugnen" von negativen auf sich selbst bezogenen Informationen mit allen den in diesem Abschnitt zum „Denial" beschriebenen Strategien ist also in vielen Fällen ein normales menschliches Phänomen.

5 Störung der Krankheitseinsicht bei anderen Erkrankungen

Interessanterweise tritt das Phänomen einer gestörten Krankheitseinsicht nicht nur bei Patienten auf, die eine Hirnschädigung erlitten haben. Auch bei Patienten mit einer psychischen Störung (z. B. Schizophrenie, Manie, Alkoholabhängigkeit, narzisstische Persönlichkeitsstörung und Anorexia nervosa) kann ein vergleichbares Selbstwahrnehmungsproblem beobachtet werden (siehe Amador & David, 2004; Marková, 2005).

Auch Patienten mit bestimmten psychischen Störungen weisen eine gestörte Krankheitseinsicht auf

Beispielsweise realisieren Patienten mit einer Schizophrenie nicht, dass ihre Wahnvorstellungen unsinnig sind und es sich um reine Phantasien handelt, die mit der Realität nichts zu tun haben. Auch viele Patientinnen mit einer Anorexia nervosa erkennen nicht, dass das von ihnen bei sich wahrgenommene Körperbild extrem verzerrt ist und ihr Eindruck, dass sie zu dick sind, nicht mit der Realität übereinstimmt. Sie realisieren zwar teilweise die Gefahren, die durch das restriktive Essen und das Untergewicht ausgehen, lassen sich aber dadurch nicht zu einem normalen Essen bewegen. Vergleichbar ist auch die Situation bei Patienten mit einer narzisstischen Persönlichkeitsstörung. Diese Patienten nehmen nicht wahr, dass ihre Vorstellungen von der Größe der eigenen Bedeutung deutlich überzogen sind und sie mit ihrem Bedürfnis nach übermäßiger Selbstbestätigung und Bewunderung anderen Menschen auf die Nerven gehen.

Tabelle 5:
Übersicht über psychische Störungen, bei denen die Krankheitseinsicht vermindert ist

Störungsbild	Inhalt
Schizophrenie	Die Betroffenen erkennen nicht die Absurdität ihrer Gedanken- und Vorstellungswelt.
Manie	Die Betroffenen fühlen sich so gesund wie noch nie und sehen keinen Grund, diesen oft mit Euphorie verbundenen Zustand zu verändern.
Persönlichkeitsstörungen (insb. narzisstische Persönlichkeitsstörung)	Die Betroffenen erkennen nicht, dass ihr Verhalten die Ursache für die zwischenmenschlichen Probleme darstellt. „Schuld" sind immer die anderen.
Anorexia nervosa	Die Betroffenen nehmen ihr Untergewicht nicht als problematisch wahr. Für sie ist es im Gegenteil die Lösung für bestimmte psychische Probleme (insb. Reduktion von Ängsten, indirekter Weg um Anerkennung zu bekommen).
Substanzabhängigkeit (insb. Alkoholabhängigkeit)	Die Betroffenen neigen dazu, das pathologische Trinkverhalten zu bagatellisieren und/oder zu leugnen. Zudem tendieren sie zu fehlerhaften Selbsteinschätzungen über ihre Kontrolle des Trinkens.

Aufgrund der grundsätzlichen Bedeutung einer ausreichenden Krankheitseinsicht für die Compliance in der Therapie, ist es nicht verwunderlich, dass bei den in Tabelle 5 aufgeführten Störungsbildern die Verbesserung der Krankheitseinsicht ein wichtiges Therapieziel darstellt.

Der Begriff „Krankheitsgefühl“ bezieht sich auf den Eindruck des Patienten krank zu sein

Krankheitsgefühl

An dieser Stelle soll noch auf eine interessante begriffliche psychopathologische Unterscheidung hingewiesen werden. Im psychopathologischen Befund (z. B. AMDP-System) wird zwischen einer Krankheitseinsicht und einem Krankheitsgefühl unterschieden. Als Krankheitsgefühl versteht das AMDP-System den Eindruck des Patienten krank zu sein. Beispielsweise hat ein Patient mit einer hypochondrischen Störung (ICD-10, Kap. V: F45.2) ein ausgeprägtes Krankheitsgefühl, weil sie/er sich krank fühlt. Er/sie hat aber keine Krankheitseinsicht, weil sie/er keine Einsicht in die psychische Störung hat. Sie/er hat kein Krankheitskonzept einer Hypochondrie („Angst vor einer körperlichen Erkrankung“). Trotz gegenteiliger Befunde und entsprechender Rückmeldungen haben die betroffenen Patienten die feste Überzeugung, an einer bestimmten schweren körperlichen Erkrankung zu leiden. Sie lassen sich nicht davon überzeugen, dass keine ernsthafte Erkrankung vorliegt. Aufgrund ihrer dysfunktionalen und beharrlichen Überzeugung und der damit verbundenen Ängste kommt es zu häufigen Arztbesuchen und der Suche nach komplementärmedizinischer Hilfe. Im Gegensatz zu hypochondrischen Patienten haben hirngeschädigten Patienten mit einer gestörten Krankheitseinsicht für eine bestimmte Störung kein ausgeprägtes Krankheitsgefühl.

6 Epidemiologie

Es ist schwierig, genaue Angaben zur Prävalenz der Störung der Krankheitseinsicht zu machen, da es hierzu bislang keine methodisch gut kontrollierten epidemiologischen Studien gibt. Fast alle berichteten Prävalenzraten stammen aus Untersuchungen, in denen selektive Stichproben aus Kliniken mit zum Teil ganz anderen Fragestellungen untersucht wurden. Die Prävalenzrate war dabei häufig ein „Nebenprodukt“ der Studie.

Das ist unter anderem ein Grund dafür, dass die berichteten Prävalenzraten in den publizierten Studien zum Teil erheblich schwanken und es keine allgemeine Prävalenzrate für eine gestörte Krankheitseinsicht gibt. Die Ungenauigkeit bei den Angaben hängt aber auch mit der unscharfen Definition des Konzepts und der uneinheitlichen, unstrukturierten und häufig nicht standardisierten Diagnostik zusammen. Die diagnostische Erfassung der Prävalenzrate wird darüber hinaus durch komorbide Störungen (z. B. Aphasie), die Veränderung der Symptomatik im Verlauf der Erkrankung, Selektionseffekte bei der Auswahl der untersuchten Patienten, der Ätiologie (Schlaganfall, Schädelhirntrauma usw.) und der Läsionslokalisation (rechte oder linke Hemisphäre) beeinflusst.

Trotz dieser Schwierigkeiten lässt sich festhalten, dass eine verminderte Krankheitseinsicht insbesondere bei Patienten mit einer dementiellen Erkrankung oder einem Schädelhirntrauma häufig vorkommen und über alle ätiologischen

Gruppen hinweg gut ein Drittel der hirngeschädigten Patienten betroffen ist. Bei Patienten mit einer fortgeschrittenen Demenz weist sogar der Großteil der Patienten eine solche Störung auf. Tabelle 6 gibt einen Überblick über Studien, in denen Prävalenzraten einer verminderten Krankheitseinsicht berichtet werden. In der Tabelle werden – soweit entsprechende Informationen vorhanden waren – die unterschiedliche Ätiologie (Schlaganfall, Schädelhirntrauma etc.), das diagnostische Vorgehen und andere wichtige klinische Faktoren unterschieden.

Tabelle 6 verdeutlicht die eingangs formulierten methodischen Probleme bei der Bestimmung der Prävalenzrate. Vorsichtig geschätzt kann davon ausgegangen werden, dass mindestens 30 % der hirngeschädigten Patienten in der Akutphase der Erkrankung eine verminderte Krankheitseinsicht aufweisen, wobei die Krankheitseinsicht für ganz unterschiedliche Störungen und/oder Krankheitsfolgen vermindert sein kann. In der postakuten Phase sind deutlich weniger Patienten betroffen. In der späten Phase der Erkrankung spielt vor allem die fehlende Einsicht in die verminderten kognitiven Leistungen und das Überschätzen der eigenen Leistungsfähigkeit eine große Rolle. Patienten mit einer fortgeschrittenen dementiellen Erkrankung zeigen dagegen ein umgekehrtes Verlaufsmuster. Zu Beginn der Erkrankung ist die Krankheitseinsicht oft noch gut erhalten, während im später Verlauf fast alle Patienten eine gestörte Krankheitseinsicht aufweisen (Clare, 2010).

Etwa ein Drittel der hirngeschädigten Patienten weist in der Akutphase eine Störung der Krankheitseinsicht auf

7 Verlauf und Prognose

In der akuten Phase der Erkrankung (d. h. in den ersten Wochen der Erkrankung) ist eine Beeinträchtigung des Störungsbewusstseins deutlich häufiger zu beobachten als in einer späten Phase. In einer neueren Studie haben Vocat und Kollegen (2010) den Verlauf einer Anosognosie für eine Hemiplegie bei 58 Schlaganfall-Patienten über einen Zeitraum von 6 Monaten untersucht. In der Akutphase (3 Tage nach dem Schlaganfall) wiesen 32 % der Patienten eine verminderte Krankheitseinsicht für die Hemiparese auf. Nach einer Woche waren es noch 18 % und nach 6 Monaten nur noch 5 %.

Bei Patienten mit einem Schlaganfall bildet sich die Störung der Krankheitseinsicht meistens in den ersten drei Monaten nach dem Ereignis deutlich zurück (Godfrey, Partridge, Knight & Bishara, 1993; Jenkinson, Preston & Ellis, 2011). Diese Aussage gilt aber nur für die Einsicht in das Vorliegen einer motorischen Störung (Hemiparese), da in vielen Studien überhaupt nicht untersucht wurde, ob die untersuchten Patienten auch Awareness-Probleme in anderen Bereichen (z. B. Gedächtnis) hatten.

Interessant ist auch die Beobachtung, dass die Verbesserung der Krankheitseinsicht bei Schlaganfall-Patienten selektiv sein kann. Jehkonen et al. (2000) haben untersucht, ob sich bei Schlaganfall-Patienten eine Anosognosie für die Hemiparese, für den Neglect und eine allgemeine Einsicht in die vorhandenen

Tabelle 6:
Prävalenz einer Störung der Krankheitseinsicht bei verschiedenen Krankheitsbildern

Autoren	Setting	Erkrankung	Stichprobengröße	Zeit seit Erkrankung	Diagnostik	Prävalenzrate
Cutting (1978)	Krankenhaus	Unklar, akute Hemiplegie	100	Keine Angaben	Klinisches Interview zur Hemiparese anhand eines Anosognosie-Fragebogens („Cutting Questionnaire“)	58 % mit linksseitiger Hemiparese, 14 % mit rechtsseitiger Hemiparese (wobei hier wegen einer Aphasie nicht alle Pat. untersucht werden konnten)
Bisiach et al. (1986)	Krankenhaus	Rechtshemisphärische Schädigung	36	1–37 Tage	Bisiach Anosognosia Scale	33 %
Starkstein et al. (1992)	Krankenhaus	Schlaganfall	80	2–12 Tage	Anosognosia Questionnaire	34 %
Pedersen et al. (1996)	Krankenhaus	Schlaganfall	566	< 3 Tage	Bisiach Anosognosia Scale	21 %
Jehkonen et al. (2000)	Krankenhaus	Rechtshemisphärische Schädigung	56	< 10 Tage	Cutting Questionnaire	7 %
Hartman-Maeir et al. (2002)*	Rehabilitationsklinik	Rechtshemisphärisch und linkshemisphärisch	60	4 bis 8 Wochen	Patient Competency Rating Scale	77 % (47 % RBD, 30 % LBD)[1]
Marcel et al. (2004)	Rehabilitationsklinik	Schlaganfall	65	55–79 Tage	Awareness Interview	23 % motorische Defizite, 80 % somatosensorische Defizite
Baier & Karnath (2005)	Rehabilitationsklinik	Rechtshemisphärisch und linkshemisphärisch	128	< 15 Tage	Bisiach Scale	3 % ohne Neglect, 57 % mit Neglect
Sherer et al. (1998b)	Rehabilitationsklinik	Schädelhirntrauma	66	Im Durchschnitt nach 8,5 Monaten	Awareness Questionnaire (Selbst- und Fremdbeurteilung)	76 %–97 % zeigten diskrepante Beurteilungen

Anmerkung: * In dieser Studie wurde nicht nur die Awareness für eine Hemiparese erfasst, sondern die Awareness für die insgesamt vorhandenen Probleme.
[1] RBD = rechtshemisphärische Schädigung, LBD = linkshemisphärische Schädigung [die engl. Begriffe lauten: RBD = right brain damage, LBD = left brain damage]

Defizite parallel zurückbildet. Hierzu wurden 57 Schlaganfall-Patienten innerhalb von 10 Tagen nach der stationären Aufnahme, drei Monate und 12 Monate nach dem Ereignis untersucht. In der Verlaufsstudie zeigte sich, dass bei den einzelnen Untersuchungsterminen nicht alle Patienten in allen 3 Bereichen eine gestörte Krankheitseinsicht aufwiesen. Beispielsweise hatten Patienten ein ausreichendes Störungsbewusstsein für den Neglect, aber nicht für die Hemiparese. Andere Patienten waren sich wiederum der allgemeinen Krankheitssituation bewusst, nahmen aber den Neglect nicht wahr. Auch die Veränderung der Störung über die Zeit war unterschiedlich. Keiner der in der Nachuntersuchung verbleibenden 49 Patienten wies nach 12 Monaten noch eine allgemeine Störung der Krankheitseinsicht oder eine Störung der Einsicht für die Hemiparese auf. Allerdings gab es nach einem Jahr noch vier Patienten mit einer verminderten Einsicht in den noch immer vorhandenen Neglect.

Wichtig ist auch die Beobachtung, dass betroffene Schlaganfall-Patienten bei der Untersuchung zwar die vorhandenen Probleme korrekt angaben, aber im Verhalten kein völlig intaktes Störungsbewusstsein erkennen ließen (Cocchini, Beschin, Fotopoulou & Della Sala, 2010; Marcel, Tegnér & Nimmo-Smith, 2004; Nimmo-Smith, Marcel & Tegnér, 2005). Ein solches Verhalten ist dem Kliniker nicht unbekannt. Schlaganfall-Patienten mit einem Neglect und einer hiermit häufig einhergehenden Störung der Krankheitseinsicht können am Ende einer Therapiestunde ihr Defizit häufig relativ gut verbal benennen, aber schon beim Hinausfahren mit dem Rollstuhl aus dem Therapiezimmer stoßen sie wieder gegen den Türrahmen, weil sie die Auswirkungen des visuellen Neglects nicht beachtet haben. Trotz einer allgemein zu erwartenden Verbesserung der Krankheitseinsicht, muss damit gerechnet werden, dass eine Reihe von Schlaganfall-Patienten auch Jahre nach dem Ereignis noch immer Schwierigkeit haben, die Krankheit und deren Folgen adäquat einzuschätzen (z. B. Cocchini, Beschin & Della Sala, 2002; Preston, Jenkinson & Newport, 2010).

Bei Patienten mit einem Schädel-Hirntrauma zeigt sich ein vergleichbares Bild. Auch bei diesen Patienten kommt es im Verlauf des ersten Jahres meistens zu einer Verbesserung der Krankheitseinsicht. Hart und Kollegen (2009) haben 123 Patienten mit einem mittelgradigen bis schweren Schädel-Hirntrauma in einer Längsschnittstudie in der subakuten Phase (45 Tage nach dem Trauma) und 12 Monate nach dem Ereignis untersucht. Die Krankheitseinsicht wurde anhand von Diskrepanzwerten in der Fremd- und Selbstbeurteilung erfasst. Im Vergleich zur subakuten Phase verbesserten sich die untersuchten Patienten in ihrem Störungsbewusstsein, was sich in einer besseren Übereinstimmung der Selbst- und Fremdbeurteilung widerspiegelte. Die größten Veränderungen zeigten sich bei der Beurteilung des Verhaltens und affektiven Zustands. Die Veränderungen waren weniger deutlich im motorischen/sensorischen Bereich, bei dem allerdings schon bei Beginn die Diskrepanz nicht sehr groß war.

In einer anderen Studie haben Dirette und Plaisier (2007) 18 Patienten mit einem Schädel-Hirntrauma (SHT) und deren Angehörige eine Woche, einen, vier und zwölf Monate nach dem Ereignis untersucht. Patienten mit einem leichten Schädel-Hirntrauma zeigten im Vergleich zu Patienten mit einem schweren Trauma eine bessere Krankheitseinsicht, während Patienten mit einem schweren SHT ihre Leistungsfähigkeit deutlich überschätzten und dies auch noch nach einem Jahr taten.

8 Ätiologie

Bevor wir zu den ätiologischen Modellen einer gestörten Krankheitseinsicht kommen, ist es sinnvoll einen kurzen Abstecher zur Psychologie des Selbst zu machen. Ein solcher Abstecher ist notwendig, um das Phänomen einer gestörten Krankheitseinsicht und die damit verbundene Psychopathologie bzw. Psychodynamik besser verstehen und einordnen zu können.

8.1 Selbstkonzept, Mentalisierung und Selbstbeobachtung

Wenn ein Mensch nach einer Hirnschädigung offensichtlich vorhandene Störungen nicht mehr wahrnimmt, diese abstreitet oder bagatellisiert, müssen wir davon ausgehen, dass sein Nachdenken über sich selbst, seine Reflexionsfähigkeit, seine Selbstwahrnehmung (Selbstmonitoring), allgemein sein Selbstkonzept in irgendeiner Form gestört ist. Er kann Informationen, die ihn selbst betreffen, nicht mehr richtig erfassen und einordnen. Letztendlich entwickelt er unrealistische und falsche Vorstellungen über sich, insbesondere seine Leistungsfähigkeit und Kompetenzen. Eine Störung der Krankheitseinsicht hat also etwas mit dem Selbst bzw. dem Selbstkonzept einer Person und dessen funktionaler Architektur und neuronaler Implementierung zu tun. Letztendlich geht es auch um die Frage, wie wir zu unserem Bewusstsein über uns selbst kommen und wie wir Menschen grundsätzlich zu einer solchen Leistung, nämlich der Fähigkeit über uns und anderen Menschen nachdenken zu können, fähig sind.

Der Begriff „Selbstkonzept" bezieht sich auf die Gesamtheit aller relativ stabilen Annahmen über sich selbst

Unter einem Selbstkonzept versteht man in der Psychologie die Gesamtheit aller relativ stabilen Annahmen (generalisierte Selbstaussagen, z. B. „Ich bin intelligent.", „Ich bin ein ehrlicher Mensch."), die ein Mensch über sich und sein Denken hat. Die Annahmen entstehen im Laufe des Lebens aus den gemachten Erfahrungen, insbesondere mit anderen Menschen. Aus den positiven oder negativen subjektiven Bewertungen dieser Selbsteinschätzungen resultiert auch das Selbstwertgefühl. Die Gesamtheit der Annahmen beinhaltet das Wissen über die eigene Person (Bewusstsein der eigenen Person und innerer Vorgänge, Biographie, Wahrnehmung eigener Eigenschaften, Einschätzung eigener Fähigkeiten, persönliche Wünsche, Ziele, Ideale, Wahrnehmung der eigenen Person durch andere, soziale Rollenerwartungen).

Bedürfnisse sind zentrale Motivatoren des menschlichen Verhaltens

Das Selbstkonzept wird auch als eine aktive Entität aufgefasst („das handelnde Selbst"), die neben bestimmten physiologischen, auch eine Reihe weiterer psychologischer Bedürfnisse hat (Abbildung 1) und entsprechend dieser Bedürfnisse handelt (Pittman & Zeigler, 2007).

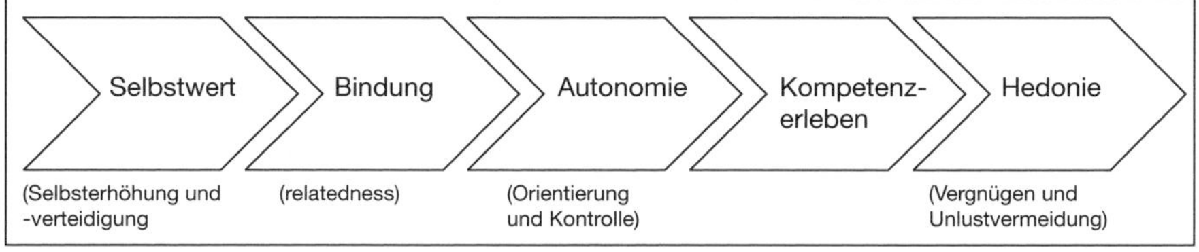

Abbildung 1:
Wichtige psychologische Bedürfnisse eines Menschen. Die postulierten Bedürfnisse dienen als Motivatoren menschlichen Handelns. Die Herausforderung besteht darin, die unterschiedlichen Bedürfnisse, zu denen auch noch die körperlichen Bedürfnisse (z. B. Nahrungsaufnahme, Sexualität) gehören, in einem sozialen und kulturellen Kontext angemessen zu realisieren.

Vor dem Hintergrund kultureller und sozialer Praktiken initiiert „das handelnde Selbst" in Abhängigkeit von selbstgesetzten oder von außen vorgegebenen Zielen Handlungen. Es überwacht und reguliert das Verhalten und/oder mentale Prozesse (Selbstbeobachtung, Selbstkontrolle). Genauso kommentiert, bewertet und analysiert dieses Selbst mehr oder weniger zielorientiert alles, was wir tun und erleben (Mentalisierung). Es entwickelt sinnvolle und unsinnige Gedanken über sich selbst und die Welt, über eigene Vorstellungen und Überzeugungen, über Gefühle, Einstellungen, Bedürfnisse, Wünsche etc. Diese Gedankenwelt ist abschweifend, ausufernd und teilweise irreal, hilft uns aber implizit und explizit unser Erleben und Verhalten (und auch das von anderen Menschen) als sinnhaft zu verstehen und zielgerichtet handeln zu können.

Aber nicht nur unsere eigene innere Welt ist Gegenstand des Denkens, sondern auch die Gedankenwelt anderer Menschen (Adolphs, 2009). Das „Selbst" versucht automatisch bei jeder Interaktion mit anderen Menschen die innere Welt des Gegenübers zu „erahnen" und zu verstehen. Wir versuchen unter die Oberfläche des Anderen zu gelangen und anhand dessen Verhaltens abzulesen, was im Kopf unseres Gegenübers vorgeht („mind-reading", „theory of mind") und wie die andere Person uns möglicherweise wahrnimmt (Baron-Cohen, Lombardo & Tager-Flusberg, 2013). Wir versuchen zu verstehen, warum sich andere Personen in einer bestimmten Art und Weise verhalten haben und entwickeln Theorien über die Persönlichkeit und Absichten der anderen Menschen und deren zukünftiges Verhaltens. Unsere eigene mentale Welt dient dabei als Grundlage für dieses Mentalisieren und die Fähigkeit zum Wechseln der Beobachterperspektiven. Je besser der Perspektivwechsel und das Mentalisieren gelingt, desto besser kann das eigene Verhalten an Situationen und/oder Bedürfnisse angepasst und zur Zielerreichung eingesetzt werden. Am Beispiel von Patienten mit einer Autismusspektrumsstörung lässt sich erkennen, welche Probleme entstehen können, wenn die Fähigkeit zur Perspektivübernahme beeinträchtigt ist.

Die Fähigkeit, eine Vorstellung über Bewusstseinsvorgänge in anderen Personen zu entwickeln, wird als „Theorie des Geistes“ bezeichnet

Definition: Theorie des Geistes („Theory of Mind“, ToM)

ToM bezeichnet die Fähigkeit, eine Vorstellung über Bewusstseinsvorgänge in anderen Personen zu entwickeln, also Gefühle, Bedürfnisse, Ideen, Absichten, Erwartungen und Meinungen bei anderen Menschen zu vermuten. In Forschungsprojekten wird die ToM häufig mit Hilfe von Computerspielen untersucht, bei denen dem Probanden suggeriert wird, er würde gegen eine andere Person in einem anderen Zimmer spielen. Tatsächlich ist das aber nicht der Fall. Es wird registriert, wie der Proband auf die vorher festgelegten Spielvarianten und die daraus erschlossenen Absichten des Mitspielers reagiert. Es wird also untersucht, welche Theorien der Proband über seinen virtuellen Gegenspieler entwickelt und wie er entsprechend dieser Theorien im Spiel handelt.

Empathie beinhaltet u.a. die Fähigkeit und Bereitschaft, den emotionalen Zustand einer anderen Person nachempfinden zu können

Eng verbunden mit dem Konzept der „Theorie des Geistes“ ist das Konstrukt Empathie (Bernhardt & Singer, 2012). Hierunter wird die Fähigkeit und Bereitschaft verstanden, die Perspektive einer anderen Person übernehmen und den emotionalen Zustand einer anderen Person nachempfinden zu können. In Abbildung 2 sind typische Items aus einem Empathie-Fragebogen aufgeführt, die deutlich machen, dass es zwischen dem Konstrukt der Empathie und dem Konstrukt der Theorie des Geistes große Überlappungen gibt.

- Ich habe Mitleid mit Personen, denen es weniger gut geht als mir.
- Ich kann mich gut in andere Personen hineinversetzen.
- Ich versuche, bei einem Streit beide Seiten zu verstehen.
- Wenn ich sehe, wie jemand ausgenutzt wird, möchte ich sie/ihn am liebsten beschützen.
- Beim Fernsehen kann ich mich gut in die Hauptpersonen hineinversetzen.
- Mich berühren Dinge sehr, auch wenn ich sie nur beobachte.
- Bevor ich jemanden kritisiere, versuche ich mir vorzustellen, wie die Sache aus seiner Sicht aussieht.

Abbildung 2:
Typische Items eines Fragebogens zur Erfassung des Konstrukts Empathie. Aufgabe ist es, bei jeder der nachfolgenden Aussagen anzugeben, wie sehr der Aussage zugestimmt wird.

Bei der Empathie wird allerdings stärker als bei der Theorie des Geistes die emotionale Reaktion bzw. das Nachempfinden der Situation einer anderen Person betont. Zur Empathie gehört also primär die Reaktion auf die nachempfundenen Gefühle anderer Personen wie zum Beispiel Mitleid, Trauer, Schmerz oder Hilfsimpuls. Kognitive Empathie lässt uns erkennen, was ein anderer fühlt. Emotionale Empathie lässt uns nachempfinden, was der andere fühlt. Das dann möglicherweise erlebte Mitleiden bringt uns dazu, dass wir dem anderen helfen wollen und evtl. auch tatsächlich helfen (prosoziales Verhalten).

Zum Selbstkonzept gehört auch das Phänomen, dass Menschen eine starke Tendenz haben, die eigenen Tugenden besonders gut herauszustellen und Ereignisse so zu bewerten und zu erinnern, dass man in einem möglichst guten Licht dasteht („self-enhancement“, Alicke & Sedikides, 2009, 2011). Gleichzeitig gibt es eine Tendenz, die eigenen Schwächen und Unzulänglichkeiten zu relativieren bzw. zu bagatellisieren („self-protection"). Der Selbstkonzeptschutz kann im Alltag sogar so weit gehen, dass offensichtliche Fakten abgestritten und geleugnet werden (siehe das Phänomen „Denial"). Auch im klinischen Bereich ist das Ablehnen und Leugnen von ungünstigen oder negativen Informationen über sich selbst keine Seltenheit, sind bestimmte Informationen (z. B. infauste Prognose) doch sehr „selbstkonzeptbedrohlich".

Soziale Erwünschtheit

Mit dem Begriff der „sozialen Erwünschtheit" wird ein psychologisches Phänomen bezeichnet, mit dem erklärt wird, warum Menschen, ihr Verhalten (z. B. Antworten in Fragebögen) an die Erwartungen anderer Menschen anpassen. Es handelt sich um eine Strategie, mit der eine positive Selbstdarstellung erzielt werden soll. Menschen versuchen sich so darzustellen, dass sie den sozialen Erwartungen und Normen einer für sie bedeutsamen Gruppe entsprechen. Besonders offensichtlich wird das Phänomen der „sozialen Erwünschtheit" bei der Beantwortung von Fragebögen. Die Befragten geben häufig – entsprechend der antizipierten Erwartungen und Normen der Gruppe – sozial vernünftige Antworten, die aber nicht unbedingt ihr wahres Verhalten (z. B. Alkoholtrinken, Einstellung zu Ausländern) widerspiegeln. Verschiedene Faktoren (z. B. Selbstwert, Normen und Erwartungen der Gruppe) beeinflussen die Art und Stärke der sozialen Erwünschtheit.

Menschen passen ihr Verhalten häufig an die Erwartungen anderer Menschen an

Die große Bedeutung von selbstwertstabilisierenden und -verteidigenden Mechanismen lässt sich auch in der Psychotherapie erkennen (Brodsky, 2011). Über alle Therapieschulen hinweg versuchen Psychotherapeuten den Umgang mit ihren Patienten so zu gestalten, dass der Selbstwert der Patienten stabilisiert wird und dysfunktionales selbstwertprotektives Verhalten (Ablehnung des Therapeuten und der Therapie, Bagatellisierung offensichtlich vorhandener Probleme, Therapieabbruch etc.) möglichst nicht entsteht bzw. vom Patienten erkannt wird. Bei der personenzentrierten Gesprächstherapie dient beispielsweise die nondirektive Gesprächsführung durch die Vermittlung von Empathie, positiver Wertschätzung und Kongruenz des Therapeuten vor allem dazu, beim Patienten den Selbstwert zu stabilisieren und das Auftreten selbstwertprotektiven Verhaltens zu verhindern (siehe Abbildung 3).

Menschen haben ein großes Bedürfnis nach Selbstwertstabilität und -erhöhung

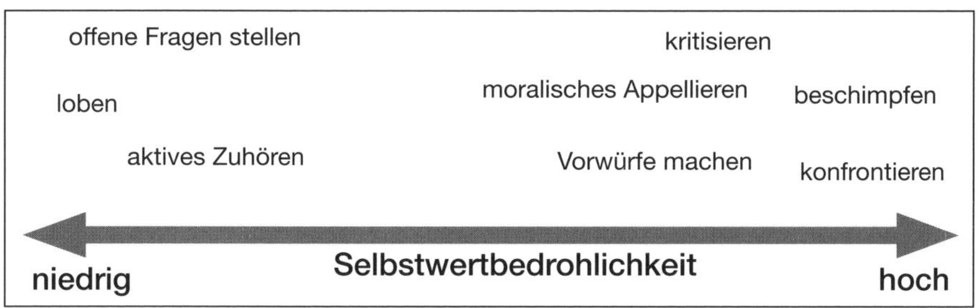

Abbildung 3:
Kommunikationsverhalten und dessen Selbstwertbedrohlichkeit für einen Menschen

Ein genaues Verständnis der inneren Welt und der Psychopathologie des Patienten ermöglicht es, therapeutische Interventionen besser auf die individuellen Bedürfnisse zuzuschneiden. Gerade bei hirngeschädigten Patienten mit einer gestörten Krankheitseinsicht ist das von großer Bedeutung, da diese ja davon ausgehen, dass keine Probleme vorhanden sind bzw. die Probleme nicht so groß sind, wie von anderen Menschen behauptet.

8.2 Das Selbst

Zentral für alle in diesem Buch angestellten Überlegungen ist, dass die Störung der Krankheitswahrnehmung, aber auch das Phänomen der Selbstwahrnehmung nur dann verstanden werden kann, wenn die Existenz eines Selbst (eines zur Reflexion über sich selbst fähigen Individuums) vorausgesetzt wird. Bei allen hier in diesem Buch zur Störung der Krankheitseinsicht angestellten Überlegungen geht es primär darum, zu verstehen, wie gut eine Person sich selbst im Vergleich zur Wahrnehmung anderer Personen im Hinblick auf ihr Verhalten und auch Erleben beurteilen kann.

In der wissenschaftlichen Psychologie wird der Begriff „Selbst" nicht so gerne verwendet, weil er die Existenz eines immateriellen Homunculus, einer vermeintlichen Entität suggeriert. Von daher wird in der wissenschaftlichen Psychologie nicht das Selbst an sich erforscht, sondern selbstbezogene psychologische Prozesse (z. B. autobiographisches Wissen, Selbstwahrnehmung-, -beurteilung und -bewertung, -regulation und -kontrolle). Entsprechende Forschungsarbeiten finden sich in unterschiedlichen Bereichen der Psychologie, so beispielsweise im Bereich der Persönlichkeits- und Sozialpsychologie, der klinischen und kognitiven Psychologie, und in den letzten Jahren auch in den kognitiven Neurowissenschaften. In der kognitiven Psychologie wird das Thema „Selbst" unter der Überschrift Metakognition behandelt (Flavell, 1976; Nelson, 1997; Nelson & Narens, 1994).

Wissen über das eigene Wissen wird als Metakognition bezeichnet. Es beinhaltet aber auch die Fähigkeit zum Denken über sich und andere Menschen

Definition Metakognition

Unter Metakognitionen (Kognitionen über Kognitionen) versteht man das Wissen über seine eigenen kognitiven Zustände und Prozesse sowie die Fähigkeit, die eigenen Kognitionen überwachen und regulieren zu können. Von den übrigen Kognitionen heben sich Metakognitionen dadurch ab, dass kognitive Zustände oder Funktionen (z. B. Wahrnehmen, Lernen, Gedächtnis, Denken, Verstehen) die Objekte sind, über die reflektiert wird. „Bewusstheit" ist ein wesentliches Ergebnis metakognitiver Prozesse.

Beim Selbst handelt es sich um eine Vielzahl kognitiver Schemata (Mummendey, 2006). Das Wissen und die Einschätzung über sich selbst bezieht sich u. a. auf moralisch-ethische Werte (Prinzipien und Standards), Interessen (u. a. Hobbies), Persönlichkeit (z. B. Einstellungen, Verhalten, emotionale Reaktionen, soziale Rolle, Lebensgeschichte), Körper und Aussehen, charakterliche und körperliche Stärken und Schwächen und Fähigkeiten. Zum Selbst gehört

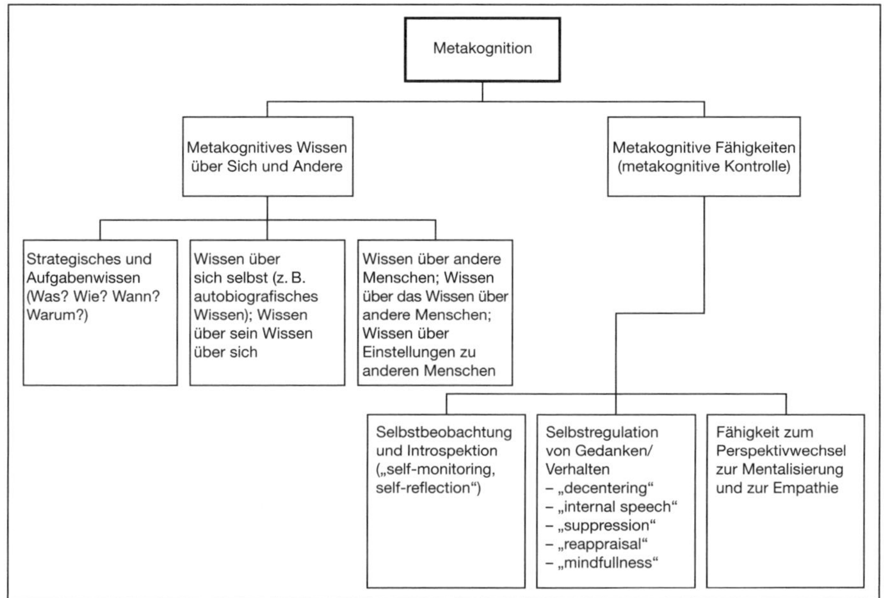

Abbildung 4:
Überblick über die verschiedenen metakognitiven Prozesse. Dargestellt ist ein erweitertes metakognitives Modell, in dem auch metakognitive Prozesse zum Verständnis interpersoneller Aspekte berücksichtigt werden. Metakognition wird in diesem Zusammenhang nicht nur als Denken über das eigene Denken, sondern auch als das Denken über das Denken anderer Menschen verstanden.

aber nicht nur das Wissen über sich selbst, sondern auch Prozesse (sogenannte metakognitive Prozesse), die uns helfen, Informationen über uns selbst und auch über die Welt in der wir leben zu identifizieren, zu verarbeiten und zu organisieren (Tarricone, 2011; siehe Abbildung 4).

Zur Metakognition gehört im weiteren Sinne auch das Wissen über das Erleben und Verhalten anderer Menschen und die Fähigkeit sein diesbezügliches Wissen zu hinterfragen

Metakognition beinhalten also nicht nur deklaratives und prozedurales Wissen über sich selbst, sondern auch Fähigkeiten zur Überwachung („monitoring"), Evaluation und Kontrolle des eigenen Verhaltens. Zur Metakognition gehört dabei auch die Bewusstheit über die eigenen mentalen Prozesse und die Fähigkeit entsprechend Prozesse bei anderen Menschen zu erschließen.

8.3 Neuropsychologische Störungsmodelle

Primäre Ursache für das Auftreten einer gestörten Krankheitseinsicht ist eine Hirnverletzung oder -erkrankung, bei der es zu einer Schädigung jener neuronalen Systeme kommt, die für die Realisierung des Selbstkonzepts und metakognitiver Prozesse verantwortlich sind (McGlynn & Schacter, 1989; Prigatano & Schacter, 1991).

Schon früh in der Geschichte der Erforschung des Phänomens einer gestörten Krankheitseinsicht wurde die Frage nach der genauen Lokalisation der Schädigung gestellt. Beispielsweise gingen Anton, von Monakow und andere „Väter“ der Neurologie davon aus, dass neben den Defekten im Parietal- und Okziptallappen, die für die „Herdsymptome“ verantwortlich sind, noch weitere Schädigungen (z. B. in den sekundären Projektionsgebieten) vorhanden sind, die die „Apperception des zugeleiteten Empfindungsreizes“ und die Erinnerung an diese Wahrnehmungen beeinträchtigen.

Auch heute wird diese Auffassung von vielen Forschern geteilt, wobei sich das Eingrenzen der „weiteren Schädigungen“ nach wie vor als sehr schwierig gestaltet (siehe z. B. Sherer, Hart, Whyte, Nick & Yablon, 2005). Celesia und Kollegen (1997) haben beispielsweise die Lokalisation von Läsionen von Patienten mit einer Hemianopsie mit und ohne eine gestörte Krankheitseinsicht für den Gesichtsfeldausfall verglichen und keine Unterschiede in der Lokalisation der Läsionen in beiden Gruppen gefunden. Sie kommen daher zum Schluss, dass es kein spezifisches Areal für die bewusste visuelle Wahrnehmung gibt und diese Wahrnehmung vermutlich durch ein distribuiertes neuronales Netzwerk erfolgt, bei dem die Parietal- und Frontallappen, das Pulvinar und der Nucleus geniculatus lateralis eine wichtige Rolle spielen. Vermutlich gilt diese Aussage zur Neuroanatomie auch für die Störung der Krankheitseinsicht bei anderen neuropsychologischen oder sensomotorischen Störungen. Auch bei diesen Awareness-Störungen muss davon ausgegangen werden, dass es aufgrund der Hirnverletzung oder -erkrankung zu einer Schädigung eines komplexen neuronalen Netzwerks mit kortikalen und subkortikalen Strukturen kommt (z. B. Ellis & Small, 1997).

Eine Störung der Krankheitseinsicht tritt häufiger nach rechtshemisphärischen Schädigungen auf

Trotz dieser ernüchternden und sicherlich nicht befriedigenden Befunde scheint heute allerdings Konsens darin zu bestehen, dass eine Störung der Krankheitseinsicht für eine Hemiparese, Neglect, Hemianopsie und kortikale Blindheit häufiger nach einer rechts- oder bilateralen als nach einer linkshemisphärischen Schädigung auftritt (Ellis & Small, 1997; Pia et al., 2004). Berücksichtigt wurde hierbei auch das Problem, dass Patienten mit einer linkshemisphärischen Schädigung häufiger Sprachstörungen aufweisen und daher nicht so gut untersuchbar sind. Wie Karnath (2006) richtigerweise anführt, können viele Patienten mit einer schweren Aphasie zwar keine konkreten Aussagen über sich selbst machen, aber durch nonverbales Verhalten (z. B. Gesten) und rudimentäre sprachliche Leistungen ansatzweise zeigen, dass sie die vorhandenen Schwierigkeiten erkennen.

Die besondere Relevanz der rechten Hemisphäre wird auch durch eine Beobachtung bei der Durchführung des Wada-Tests gestützt. Der Wada-Test wird in der Neurochirurgie vor einer Operation durchgeführt, um festzustellen, in welcher Gehirnhälfte bestimmte Funktionen lokalisiert sind. Durch die Injektion eines schnell wirkenden Barbiturates (z. B. Natriumamytal) in die rechte oder linke Halsschlagader wird eine für wenige Minuten andauernde Funktionsblockierung der durch diese Arterie versorgten Hemisphäre mit Hemianopsie, Hemiplegie der kontralateralen Körperhälfte und je nach blockierter Hemisphäre noch einer anderen Funktionsstörung (z. B. Benennen) verursacht. Nach der Prozedur und dem Abklingen der Funktionsblockierung wurden die Probanden gefragt, welche Beeinträchtigungen sie während des Wada-Tests wahrnehmen konnten. In den verschiedenen Studien traten künstlich hervorgerufene Probleme bei der Wahrnehmung der induzierten Störung (Probanden können sich nicht an die aufgetretenen Defizite erinnern) in 80 bis 100 % der Fälle nach rechtshemisphärischen und in 49 bis 86 % der Fälle nach linkshemisphärischen Inaktivierungen auf (Adair et al., 1995; Carpenter et al., 1995; Pia et al., 2004).

Neben diesen Studien zur Lokalisation der kritischen Läsionen bei einer Störung der Krankheitseinsicht für sensomotorische Störungen gibt es auch Versuche, solche kritischen Lokalisationen für das Nicht-Erkennen kognitiver oder Verhaltensstörungen (z.B. Gedächtnis- und Sprachstörungen, distanzgemindertes Verhalten) zu finden. Ein Problem, das die Identifikation solcher „hot spots" besonders schwierig macht, besteht darin, dass die Lokalisation kognitiver Prozesse und entsprechender Störungen noch schwieriger ist als die Lokalisation einfacher sensomotorischer Prozesse und Defizite. Viele kognitive Funktionen sind in komplex verschachtelten neuronalen Netzwerken implementiert. Insofern gibt es in diesem Bereich bislang nur wenige gesicherte Erkenntnisse (Orfei et al., 2007). In zahlreichen Läsionsstudien mit hirngeschädigten Patienten wurde der Frontallappen als eine wichtige und kritische Struktur identifiziert (Stuss, 1991). In bildgebenden Studien, in denen die Hirnaktivierung bei der Verarbeitung selbstbezogener Informationen bei gesunden Probanden erfasst wurde, ergaben sich Hinweise auf ein komplexes Aktivierungsmuster mit dorsolateral präfrontalen, ventromedialen präfrontalen, anterior cingulären, insulären und posterior parietalen Foci (siehe Abbildung 5).

Komplexe und verschachtelte neuronale Systeme scheinen betroffen

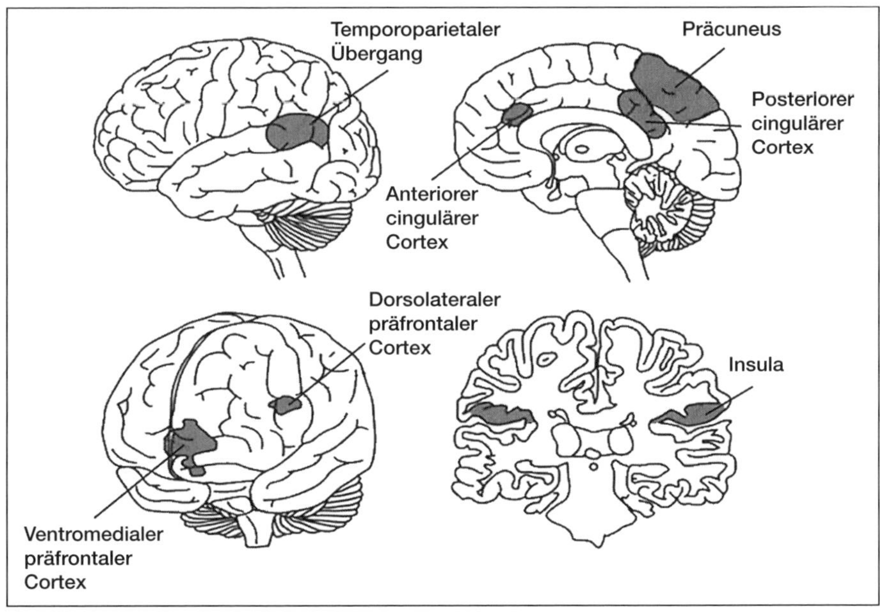

Abbildung 5:
Für die Verarbeitung von selbstbezogenen Informationen wichtige Hirnareale (in Anlehnung an Morin, 2011)

Angaben zur Lokalisation der Funktionen sind wichtige Bestandteile eines neuropsychologischen Störungsmodells. Ein zweites wichtiges Element ist die konkrete Vorstellung darüber, welche psychologischen Prozesse bzw. welche Komponenten der funktionellen Architektur (der Software) gestört sind.

Ein erstes konkretes Modell zur Erklärung einer verminderten Krankheitseinsicht wurde 1990 von Schacter postuliert (siehe Abbildung 6). Ausgangspunkt für die Überlegungen von Schacter (1990) war, dass zahlreiche hirngeschädigte Patienten über ein implizites Wissen verfügen, obwohl sie in den Testaufgaben zum Teil sehr schwer beeinträchtigt waren. Beispielsweise zeigte sich bei amnestischen Patienten häufig das episodische Gedächtnis schwer gestört, während das implizite Gedächtnis (prozedurales Gedächtnis) weitgehend intakt war. Zur Erklärung dieses Befundes entwarf Schacter sein „Dissociable Interactions and Conscious Experience“ Modell (DICE-Modell).

In dem DICE-Modell erfolgt die bewusste Erfahrung (das phänomenale Bewusstsein) von Erinnern, Wissen, Wahrnehmen oder Verstehen durch das sog. „conscious awareness“ System (CAS). Das CAS ist mit verschiedenen Modu-

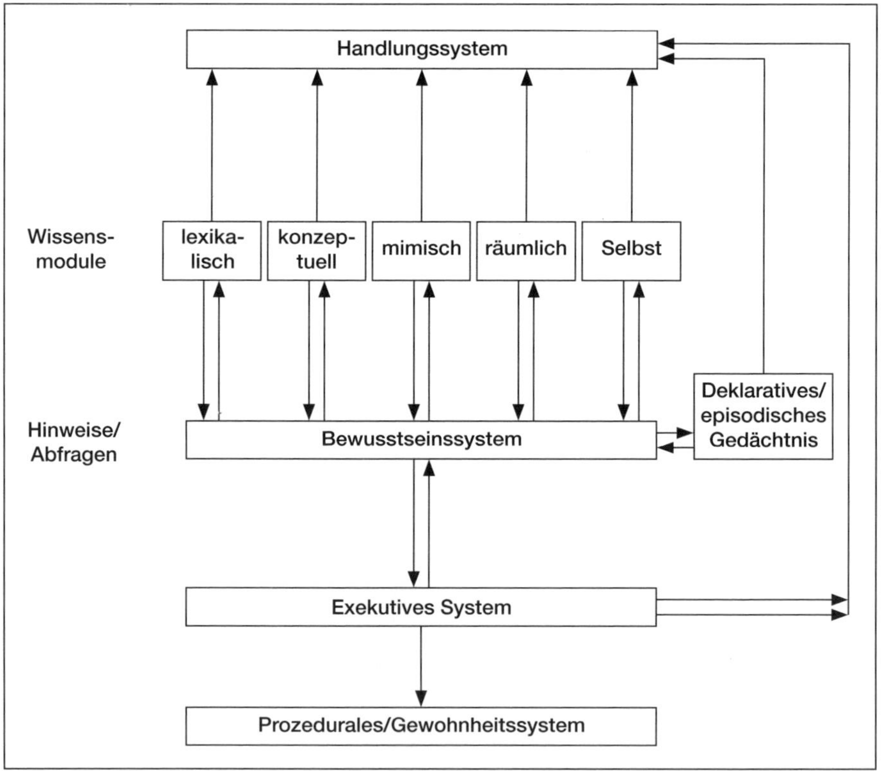

Abbildung 6:
Das „Dissociable Interactions and Conscious Experience“ Modell (DICE-Modell) von Schacter (1990)

len verbunden, in denen die Verarbeitung von Sprache, Gedächtnis, Wahrnehmung oder Motorik erfolgt. Die Module übermitteln dem CAS relevante Informationen, so dass eine bewusste Wahrnehmung für die Information entsteht, die durch das Modul verarbeitet wird. Durch die Verbindung des CAS mit dem deklarativen/episodischen Gedächtnis können so auch bewusst Informationen gespeichert werden.

Das CAS ist zusätzlich mit einem exekutiven System verbunden, welches die Initiierung, Organisation und Kontrolle von zielgerichteten Handlungen übernimmt. Von diesem exekutiven System besteht noch eine Verbindung zu einem impliziten (prozeduralen) Gedächtnissystem, allerdings ohne Beteiligung des CAS und somit ohne einen bewussten Zugang.

Eine Hirnschädigung kann aufgrund der funktionellen Architektur des DICE unterschiedliche Auswirkungen haben. Wird ein einzelnes Modul oder die Verbindung dieses Moduls zum CAS geschädigt, kann es zu einer domänenspezifischen Awareness-Störung kommen, da domänenspezifische Informationen nicht mehr zum CAS gelangen. Wird das CAS geschädigt, entsteht eine domänenübergreifende Awareness-Störung, weil Informationen aus den Modulen im CAS nicht mehr richtig verarbeitet werden. Wird das exekutive System oder dessen Verbindung zum CAS geschädigt, ist ein Wahrnehmungsdefizit für komplexe kognitive Funktionen zu erwarten, da relevante Informationen nicht mehr vom exekutiven System in das CAS gelangen können (siehe auch Fernandez-Duque et al., 2000).

Mit Hilfe des DICE-Modells lassen sich verschiedene klinische Beobachtungen, insbesondere die Selektivität einer verminderten Krankheitseinsicht bei hirngeschädigten Patienten, relativ gut erklären. In verschiedenen Studien wurde auch die Validität des Modells untersucht (Agnew & Morris, 1998; Green et al., 1993), wobei sich gezeigt hat, dass das Modell noch zahlreiche Schwächen hat und noch nicht ausreichend detailliert spezifiziert ist. Beispielsweise kann anhand des Modells nicht erklärt werden, warum nach einer rechtshemisphärischen Schädigung Störungen der Krankheitseinsicht häufiger auftreten. Auch der Einfluss psychologischer Faktoren (siehe „denial“) ist nicht geklärt, genauso wie der Einfluss von Gedächtnisstörungen auf die Metakognition und die Bedeutung des Selbst und metakognitiver Prozesse.

Gedächtnisstörung und Störung der Krankheitseinsicht

Häufig wird argumentiert, dass eine verminderte Krankheitseinsicht die Folge einer schweren Gedächtnisstörung darstellt bzw. durch die Störung des Gedächtnisses zwangsläufig auch die Krankheitseinsicht beeinträchtigt sein muss. Schon McGlynn und Schacter (1989) haben in ihrer Übersichtsarbeit darauf hingewiesen, dass das nicht der Fall ist und doppelte Dissoziationen vorkommen. Beispielsweise erkannte der schwer gedächtnisgestörte Patient H. M., dass sein Gedächtnis gestört war und er sich nichts Neues mehr merken konnte (Milner, Corkin & Teuber, 1968): „Every day is alone in itself, whatever enjoyment I've had, and whatever sorrow I've had.“ (Milner, Corking & Teuber, 1968, p. 217).

Nicht alle Patienten mit einer schweren Gedächtnisstörung sind gleichzeitig auch in ihrer Krankheitseinsicht gestört

Ein anderes Awareness-Modell stammt von Stuss, Picton und Alexander (2001). In diesem Modell wird die Bedeutung der Frontallappen für die Bildung des Bewusstseins betont und der rechte Frontallappen als zentrale neuronale Struktur für die Selbstwahrnehmung („self-awareness") angesehen. Die Autoren gehen davon aus, dass im Gehirn eine modulare Informationsverarbeitung stattfindet, die hierarchisch organisiert ist (siehe Abbildung 7). Grundlegende Aufgabe des Gehirns ist die Bildung von mentalen Modellen und der damit einhergehenden phänomenalen Erfahrungen. Neurone generieren auf den vier von den Autoren postulierten Hierarchieebenen spontan Aktivierungsmuster, um die durch Umwelterfahrung (sensorische Reize) entstandene Aktivierung auszubalancieren. Andere Neurone (Feedbacksysteme bzw. Realitätsüberprüfungssysteme) wiederum vergleichen, wie gut die generierte Aktivierung mit der durch die Umwelterfahrung entstandene Aktivierung übereinstimmt. Die

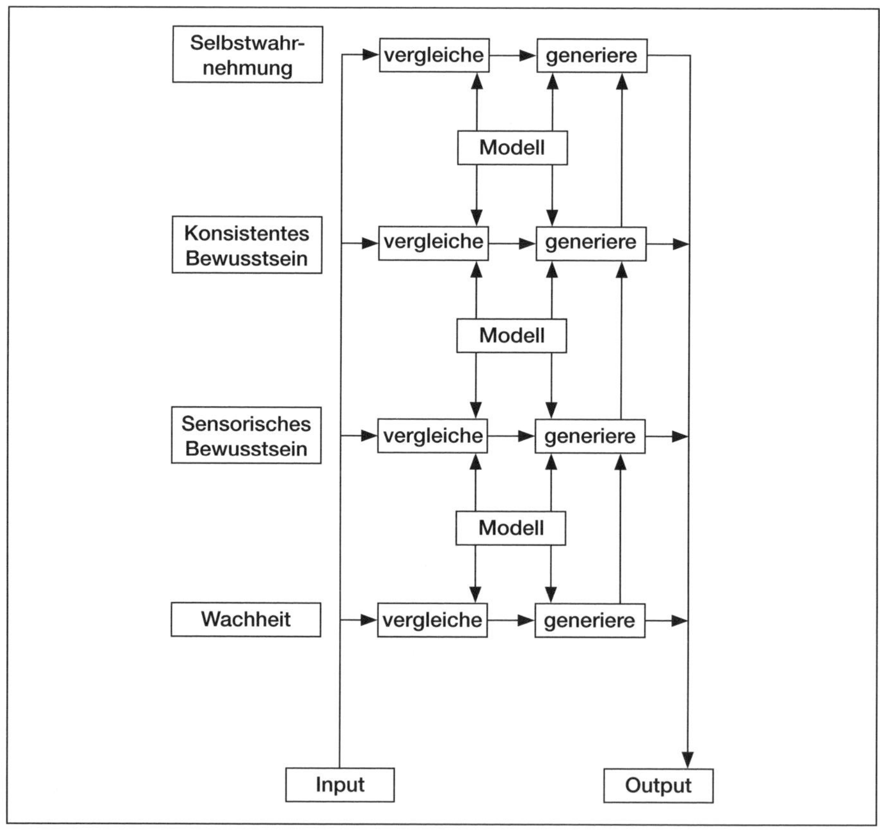

Abbildung 7:

Das Awareness-Modell von Stuss, Picton und Alexander (2001). Die Abbildung zeigt den hierarchischen Aufbau und die vier verschiedenen Bewusstseinsebenen. Auf der untersten Ebene, die primär für einfach motorische Reaktionen und für die Aktivierung höherer Ebenen zuständig ist, werden keine internen Modelle gebildet. Die höchste Ebene ist für die Realisierung des Bewusstseins über sich zuständig.

vierstufige Hierarchie beinhaltet dabei eine basale Arousal-Ebene, anschließend eine sensomotorische Awarenessebene („perceptual analysis and complex motor activity"), gefolgt durch eine Ebene des konsistenten Bewusstseins („to executive function and goal-directed behaviour") und einer darüber liegenden Selbstwahrnehmungsebene.

Im Mittelpunkt vieler Modelle zur Unawareness steht ein kybernetisches Handlungskontrollsystem

Das System ist so aufgebaut, dass die nächsthöhere Hierarchie immer das Ergebnis der Modellbildung der tieferen Ebene verwendet und die Modellbildung der tieferliegenden Ebene beeinflussen kann. Dies geschieht durch (a) die Beeinflussung der Aktivierung der tieferliegenden Generatorenneurone und/oder (b) des Vergleichsprozesses. Durch die letzte Maßnahme wird vor allem die Genauigkeit der Modellierung beeinflusst. Beide Kontrollprozesse ermöglichen eine top-down Kontrolle untergeordneter Ebenen, entsprechend der Bedürfnisse der übergeordneten Ebene. Umwelterfahrungen können aber auch über einen bottom-up Prozess einen Einfluss auf übergeordnete Ebenen (Generatorenneurone) nehmen, insbesondere wenn die Modellierung auf der unteren Ebene nicht mit der Umwelterfahrung übereinstimmt. Die Aktivität der höchsten Ebenen generiert das phänomenale Bewusstsein, wobei auf allen vier Ebenen unterschiedliche, mehr oder weniger detaillierte „Selbstkonzepte" konstruiert werden. Bei einer Schädigung kann es, je nachdem welche Ebene betroffen ist, zu unterschiedlichen Arten von Awareness-Störungen kommen.

Ein drittes Modell, das sich von den vorausgehenden „black-box"-Modellen unterscheidet, wurde von Levine (1990) postuliert. Nach Ansicht von Levine führt eine hirnschädigungsbedingte sensorische, motorische oder kognitive Funktionsstörung nicht unmittelbar zu der Erfahrung des Patienten, dass eine Störung vorliegt: „Awareness of blindness is thus not awareness of a sensation, but rather knowledge of a nonsensory fact. The detection of blindness is not like discovering something by seeing it. It rather resembles a process of diagnosis, in which one notes data and infers from them the most plausible explanation. One learns the fact of his blindness not through introspecting and examining the sensory content of his consciousness, but rather by a process of self-diagnosis." (Levine, 1990, S. 241).

Ein Feedback ist eine Rückmeldung durch den Empfänger einer Nachricht an den Sender der Nachricht

Ein betroffener Patient muss also die sensorischen, motorischen oder kognitiven Störungen im Alltag erst direkt oder indirekt „entdecken" und/oder anhand von Beobachtungen und Rückmeldungen erschließen (z. B. durch Schwierigkeiten beim Greifen mit dem Arm, durch kritische Rückmeldungen von anderen Personen), um eine Vorstellung von seiner Störung zu bekommen.

Nach Ansicht von Levine gibt es keinen spezifischen Awareness-Mechanismus im Gehirn. Es wird zwar eine modalitätsspezifische Awareness-Störung postuliert, aber das nur, weil die sensorischen Systeme anatomisch distinkt sind und nicht, weil sich am Ende der sensorischen Nervenbahn ein Awareness-System (ein Analysator) befindet. In der Theorie von Levine wir auch postuliert, dass eine Awareness-Störung die unmittelbare Konsequenz einer Schädigung eines neuronalen Systems ist, egal ob die Schädigung direkt das Sinnesorgan oder die Leitungsbahn zum Cortex oder sogar das primäre Projektionsgebiet betrifft. Entscheidend für das Auftreten oder Fehlen einer Awareness-Störung ist die

Ein Feedback muss durch den Empfänger wahrgenommen und bewertet werden

Störung oder Intaktheit des neuronalen Systems, das für die Selbstdiagnose verantwortlich ist. Dieses System bzw. diese Systeme beinhalten Aufmerksamkeitsprozesse und schlussfolgerndes Denken und sind in frontalen und parietalen Hirnarealen lokalisiert. Kommt es zu einer Schädigung dieses Systems ist eine verminderte Krankheitseinsicht die unmittelbare Konsequenz.

Die Selektivität einer Störung der Krankheitseinsicht und auch die Beobachtung einer impliziten Wahrnehmung von Störungen und Behinderungen haben dazu geführt, dass verschiedene Formen einer Störung der Krankheitseinsicht postuliert werden. Beispielsweise unterscheiden Crosson und Kollegen (1989) drei Formen der (Krankheits-)Einsicht. Es handelt sich hierbei um die intellektuelle, die auftauchende („emergent") und die vorausschauende („anticipatory") Awareness (siehe Abbildung 8).

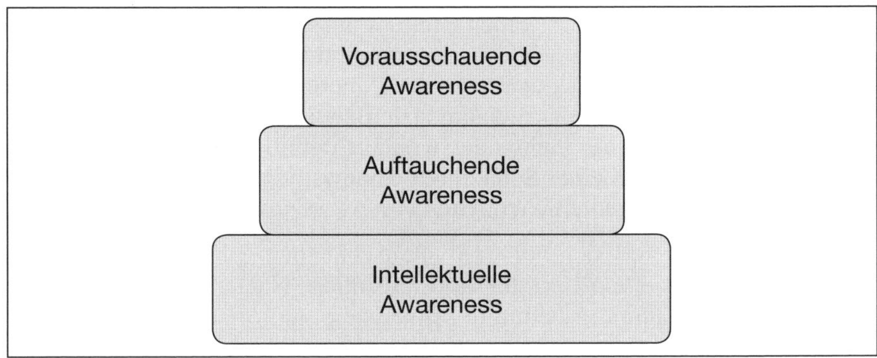

Abbildung 8:
Die verschiedenen aufeinander aufbauenden Formen der Awareness (nach Crosson et al., 1989)

Mit dem Begriff *intellektuelle Awareness* wird die Fähigkeit bezeichnet, ansatzweise zu erkennen, dass eine Störung (z. B. Hemiparese, Gedächtnisstörung) vorliegt, die die eigene Person betrifft. Es geht also um das Wissen, dass eine bestimmte Fähigkeit gestört ist. Die Patienten sind in der Lage zu erkennen, dass etwas nicht mehr stimmt, aber es fehlt der Realisierungs- bzw. Erkenntnisprozess. Die Patienten haben durch die Rückmeldung anderer Personen gelernt, dass sie ein Problem haben, ohne dass sie es selbst im Alltag zuverlässig wahrnehmen. Eine typische Aussage dieser Patienten ist beispielsweise: „Meine Frau sagt, dass ich Gedächtnisprobleme habe, ich selbst merke das gar nicht." Darum gelingt es diesen Patienten nicht, reliabel richtige Schlussfolgerung für den Alltag zu ziehen.

Als *auftauchende Awareness* bezeichnen Crosson und Kollegen die Fähigkeit, bei der Bearbeitung einer Aufgabe das Auftreten von Schwierigkeiten zu erkennen. Die Unterscheidung zwischen intellektueller und auftauchender Awareness ist aus Sicht von Crosson und Kollegen wichtig, da Patienten mit intellektueller Awareness zwar ein Wissen über eine Störung haben können, dieses Wissen aber nicht notwendigerweise bei der Bearbeitung einer Aufgabe verwenden. Bei auftauchender Awareness hingegen, können die betroffenen Patienten zwar angeben, dass ein Problem vorliegt, erkennen aber Fehler bei der Aufgabenbearbeitung erst dann, wenn andere Personen sie darauf hinweisen.

Unter *vorausschauender Awareness* wird die Fähigkeit verstanden, aufgrund der vorhandenen Störung Probleme im Voraus zu erkennen. Es geht hierbei also um die Fähigkeit, alle möglichen Implikationen der Störung auf die Bewältigung des Alltags möglichst folgerichtig antizipieren zu können.

Die subjektiven Bewertungen werden durch das Selbstkonzept beeinflusst

Toglia und Kirk (2000) haben das Modell von Crosson et al. (1989) weiterentwickelt, da bei dem ursprünglichen Modell nicht klar wird, wie die drei Ebenen tatsächlich interagieren und welche Rolle subjektive Bewertungen spielen (siehe Abbildung 9). Außerdem wird nicht erklärt, wie es zu einer impliziten Awareness, also einer Awareness ohne bewusstes Wissen, kommen kann. Toglia und Kirk postulieren daher ein umfassenderes Awareness-Modell, bei dem auch individuelle Überzeugungen („belief system“) des Patienten berücksichtigt und die Interaktion zwischen den verschiedenen Ebenen beschrieben werden. Auch haben sich Toglia und Kirk bei ihren Überlegungen stärker als Crosson und Kollegen an der Forschung zum Thema „Metakognition“ orientiert.

Das Awareness-Modell von Toglia und Kirk (2000) sieht im Vergleich zu dem Modell von Crosson et al. (1989) keine starke Hierarchie an Prozessen mehr vor, sondern es wird ein dynamischer Prozess der Awarenessbildung postuliert. Unterschieden werden auf der einen Seite im Langzeitgedächtnis gespeichertes Wissen (z. B. Selbstkonzept) und Überzeugungen bzgl. der eigenen Person (z. B. Selbsteffizienzerleben) und auf der anderen Seite eine situationsbezogene Awareness. Das vorausgehende Wissen und die Überzeugungen basieren auf früheren Erfahrungen und sind relativ stabil. Die situationsbezogene Awareness (Online-Awareness) kommt während der Bearbeitung einer Aufgabe ins Spiel und bezieht sich auf die Fähigkeit während der Bearbeitung einer Aufgabe seine Leistung und sein Verhalten reflektieren und überwachen zu können. Die situationsbezogene Awareness (Aufgabenüberwachung) und Regulation des aktuellen Verhaltens variieren mit der Aufgabe und dem situativen Kontext. Sie können daher sehr schwankend sein. Die situationsbezogene Awareness beinhaltet die von Crosson et al. (1989) postulierten Konstrukte der vorausschauenden und auftauchenden Awareness. Da die situationsbezogene Awareness von der zu bearbeitenden Aufgabe und der Situation abhängt, sind die vorausschauende und/oder die auftauchende Awareness in einigen Aufgaben zu erkennen, in anderen dagegen nicht.

Vorausgehendes Wissen beeinflusst und interagiert mit der Self-Awareness im Kontext einer Aufgabe, wobei das vorausgehende Wissen, persönliche Überzeugungen und der affektive Zustand in der Situation die Wahrnehmung der Aufgabenanforderungen beeinflussen. Durch diese Faktoren werden zusätzliche Erwartungen bzgl. des Ergebnisses der Aufgabenbearbeitung gebildet. Parallel zu diesem Prozess werden die Ergebnisse der Selbstbeobachtung mit den aus früheren Erfahrungen gewonnenen Erwartungen verglichen. Eine Diskrepanz zwischen seinem aktuellen Handeln und seinen Erwartungen kann dann dazu benutzt werden, seine Leistung und sein Verhalten zu verändern und anzupassen. Am Ende dieses Evaluationsprozesses kann es passieren, dass die persönliche Bewertung und die Wahrnehmung des Ergebnisses der Aufgabe das bestehende Wissen und die persönliche Überzeugung über seine eigenen Fähigkeiten verändern. In dem Modell

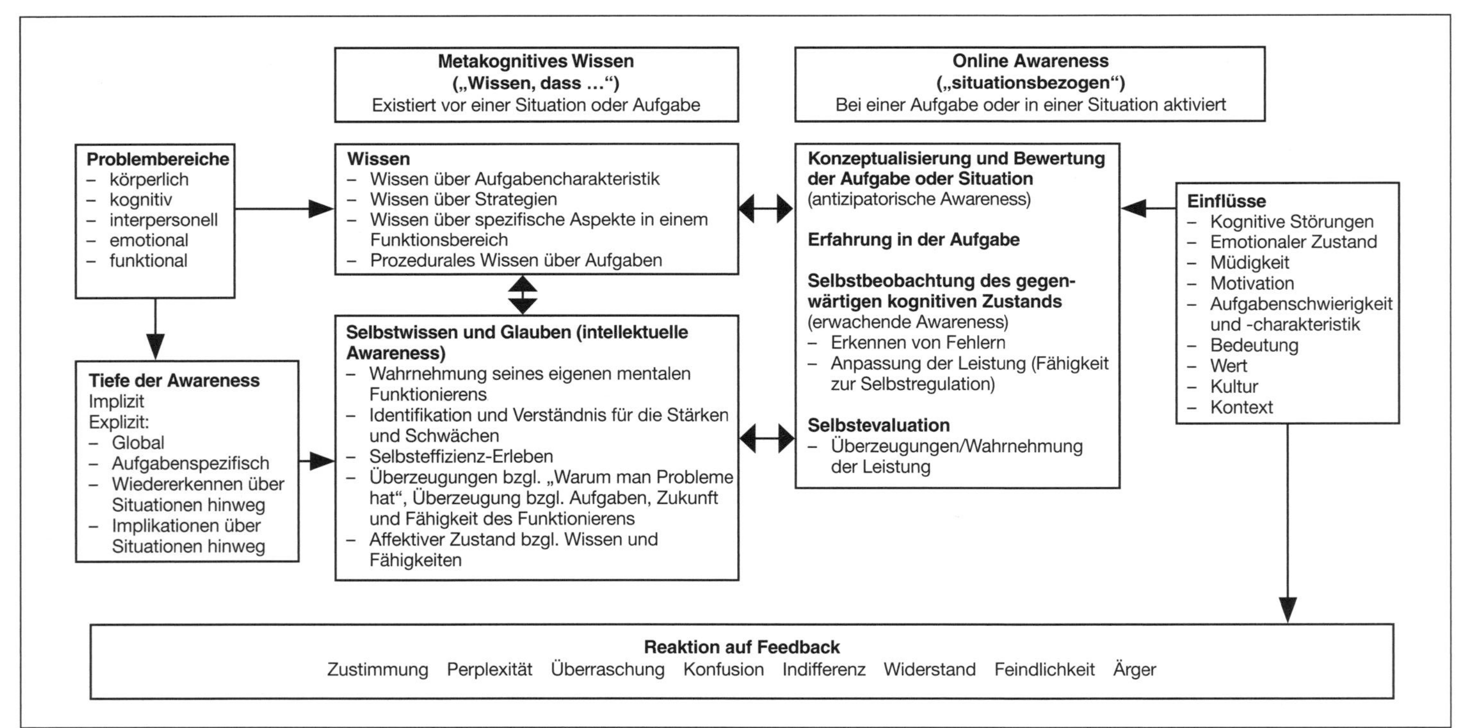

Abbildung 9:

Das Awareness-Modell von Toglia und Kirk (2000). In dem Modell werden ein metakognitives Wissen und eine situationsbezogene Awareness unterschieden. Das metakognitive Wissen beinhaltet selbstbezogenes Wissen und Überzeugungen. Dieses Wissen beeinflusst die situationsbezogene Awareness. Hierbei handelt es sich um einen Zustand, in dem in der Situation ein Nachdenken über das eigene Handeln und eine Kontrolle des Verhaltens möglich ist.

gibt es also eine konstante Interaktion zwischen gespeichertem Wissen, Überzeugungen, affektiven Zuständen und situationsbezogener Awareness.

Das Modell von Toglia und Kirk (2000) stellt eine deutliche Erweiterung der ursprünglichen Überlegungen von Crosson und Kollegen dar. Es bringt auch im Vergleich zu den anderen in diesem Abschnitt vorgestellten Modellen einige zusätzliche Überlegungen, wie beispielsweise den Einbezug des metakognitiven Wissens, von Überzeugungen und des Einflusses affektiver situativer Zustände, ins Spiel. Unklar bleibt das Modell aber hinsichtlich der später in diesem Buch aufgezeigten Bedeutung des Selbstkonzepts und des Selbstwertschutzes. Auch steht eine empirische Überprüfung dieses Modells noch aus, wobei dieser letzte Kritikpunkt allerdings auch auf viele andere in diesem Abschnitt vorgestellte Theorien zutrifft.

Zusammenfassend lässt sich festhalten, dass viele der bislang postulierten Theorien durch Feedback-Mechanismen, „top-down"- und „bottom-up" Prozesse und eine Domänenspezifität gekennzeichnet sind. Ein Hauptproblem dieser Modelle ist, dass sie teilweise noch sehr vage und unterspezifiziert sind. Häufig wird eine Art von mechanischem Homunculus postuliert, in dem auf einer obersten Ebene die bewusste Wahrnehmung stattfindet. Es wird aber nicht oder nur ansatzweise erklärt, wie es zu diesem Bewusstsein kommt und wie bestimmte kognitive Prozesse hier interagieren. Genauso spielen bei den neuropsychologischen Modellen die in der Persönlichkeitspsychologie zentralen Konstrukte (Selbst, Selbstkonzept, Fähigkeit zum Perspektivwechsel, Empathie etc.) kaum eine Rolle. Daher können die aktuellen neuropsychologischen Modelle nur ansatzweise die bei den Patienten zu beobachtende Psychodynamik und -pathologie erklären.

Das Auftreten einer Awareness-Störung wird in vielen Modellen mit einer Störung eines bereichsspezifischen und/oder übergeordneten Monitoringsystems erklärt. Bei dieser Erklärung wird davon ausgegangen, dass die Informationsverarbeitung in verschiedenen Funktionsbereichen (Domänen) mittels Feedback-Schleifen kontrolliert wird und ein übergeordnetes domänenspezifisches oder domänenübergreifendes System (z. B. der Homunculus) die Informationsverarbeitung untergeordneter Systeme koordiniert und kontrolliert.

Aufgrund einer Hirnschädigung kann es zu einer Beeinträchtigung eines Monitoring-Systems für eine Domäne und/oder auch des übergeordneten Monitoring-Systems kommen. Denkbar ist beispielsweise, dass Rückmeldungen überhaupt nicht mehr oder nur noch fehlerhaft zum Monitor gelangen. Es ist aber auch möglich, dass der Sollwert, mit dem die Feedbackinformation abgeglichen wird, falsch gesetzt ist. Auch könnte es sein, dass wichtige für die Wahrnehmung von Defiziten relevante Ereignisse falsch bewertet und/oder nicht richtig im Gedächtnis gespeichert werden. Im Endergebnis würde bei allen diesen Defekten das Monitoring-System Fehler bei der Informationsverarbeitung nicht mehr oder nur noch eingeschränkt erkennen (siehe Abbildung 10 für ein Beispiel eines solchen Monitoring-Systems). Als weitere Folge eines solchen Defekts könnten keine richtigen Angaben mehr über die Güte und Qualität der Informationsverarbeitung in einer Domäne oder mehreren Domänen gemacht werden. Durch das Postulieren bereichsspezifischer Monitore und

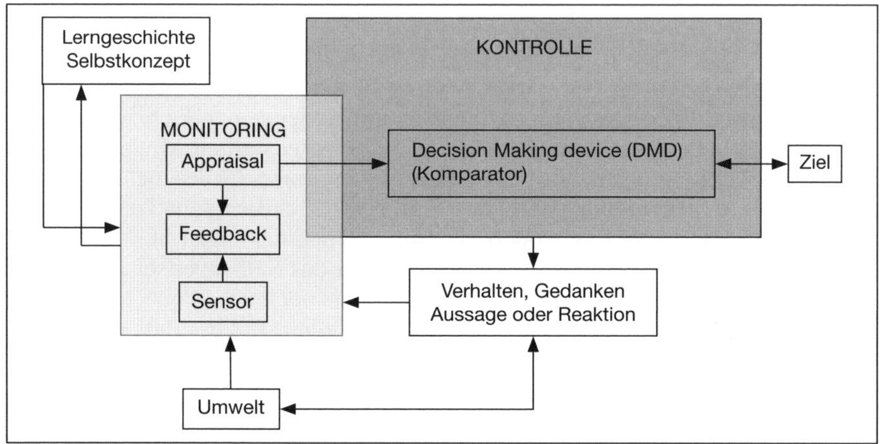

Abbildung 10:
Negatives Feedback-Modell (siehe auch Heilmann, Barrett & Adair, 1998, für eine vereinfachte Variante eines negativen Feedback-Modells zur Erklärung der Anosognosie für eine Hemiparese). Ein wichtiger Aspekt in diesem negativen Feedback-Modell ist die Existenz eines Bewertungsprozesses, der durch die Lebensgeschichte und die dort erworbenen kognitiven Schemata und Einstellungen geprägt wird. Mit Hilfe dieses Bewertungsprozesses kann erklärt werden, warum Personen auf Feedback unterschiedlich reagieren.

eines übergreifenden Systems kann ansatzweise auch erklärt werden, warum Patienten bestimmte Störungen und Beeinträchtigungen wahrnehmen, andere dagegen aber nicht oder nur noch teilweise.

Ansatzweise ist es möglich mit einem solchen Modell zu erklären, warum es auch bei Patienten ohne eine Hirnschädigung (z. B. Patientinnen mit einer Anorexia nervosa) und Normalpersonen zu einer verminderten Krankheitseinsicht kommen kann. Bei diesen Patienten sind vermutlich spezifische Erfahrungen (z. B. Erziehungsstile, Peer-Gruppen-Interaktion) mit entsprechenden starken emotionalen Aktivierungen für Veränderungen in spezifischen Komponenten des Monitoring-Systems (z. B. Veränderung des Soll-Werts beim Körpergewicht und -aussehen) verantwortlich. Die Störung der Selbstwahrnehmung resultiert bei diesen Fällen also aus einer Interaktion von Selbstbild und sozialer Interaktion mit entsprechenden Veränderungen in den zugrundeliegenden neuronalen Systemen.

9 Diagnostik

9.1 Kategoriale (klassifikatorische) Diagnostik

Psychische Störungen mit einer nachweisbaren Ätiologie in einer zerebralen Krankheit, einer Hirnverletzung oder einer anderen Schädigung, die zu einer Hirnfunktionsstörung führt, sind in der Kategorie F0 des Kapitels V der Inter-

Tabelle 7:
Übersicht über wichtige neuropsychologische Modelle zur Erklärung einer gestörten Krankheitseinsicht

Theorie	Autor(en)	Theorie/Modell/Hypothese	Geltungsbereich	Anmerkung
Sensorische Defizit-Theorie/Körperrepräsentationsstörung	Critchley (1953)	Aufgrund der parietalen Hirnschädigung kommt es zu einer reduzierten sensorischen Rückmeldung. Entsprechend fehlt dem Patienten ein adäquates sensorisches Feedback über den Funktionszustand des betroffenen sensorischen oder motorischen Systems.	Körperwahrnehmungsstörungen („asomatognosia"), Hemiparese	Kein reliabler Zusammenhang zwischen sensorischer Störung und gestörter Krankheitseinsicht; bei vielen Patienten scheint eine ausreichende sensorische Rückmeldung vorhanden; die Krankheitseinsicht kann sich verbessern, ohne dass es parallel zu einer Verbesserung der Sensorik kommt. Ein Problem bei diesem letzten Argument ist allerdings, dass Informationen über andere Kanäle zu einer Verbesserung der Krankheitseinsicht geführt haben können. Unklar ist auch, welche sensorische Informationen für die Bildung einer mentalen Repräsentation überhaupt benötigt werden.
Globale Kognitive Defizit-Theorie	Gloning et al. (1968)	Bei diesem Erklärungsmodell wird davon ausgegangen, dass es durch die Hirnschädigung zu einer allgemeinen kognitiven Störung („global mental confusion") kommt, infolge derer die Patienten auch die Fähigkeit zum Erkennen von Defiziten verlieren.	Schlaganfall	Es gibt keine Hinweise, dass es einen Zusammenhang zwischen der noch vorhandenen intellektuellen Leistungsfähigkeit und der Fähigkeit zum Erkennen von Defiziten gibt. Die Selektivität der Anosognosie spricht ebenfalls gegen diese Theorie.
Theorie der gestörten Exekutiv-Funktionen		Diese Theorie ist eine Variante der Kognitiven Defizit-Theorie. Sie postuliert, dass keine globale kognitive Störung vorliegt, sondern nur exekutive Funktionen (z. B. beim Aufgabenwechsel, Flexibilität, verbale Flüssigkeit) gestört sind. Die exekutiven Funktionsstörungen erschweren es dem Patienten, die vorhandenen Defizite zu erkennen.		Bislang gibt es widersprüchliche Ergebnisse; wenn Hinweise, dann bislang nur korrelativ; das Konzept der Exekutiv-Funktionen ist unscharf und beinhaltet ein Sammelsurium an Funktionen mit ganz unterschiedlichen Komponenten (z. B. Monitoring).

Tabelle 7:
Fortsetzung

Theorie	Autor(en)	Theorie/Modell/Hypothese	Geltungsbereich	Anmerkung
Modalitätsspezifische Störung	Bisiach & Berti (1987)	Bisiach und Kollegen greifen eine Theorie auf, die schon Anton (1898, S. 122) ansatzweise formuliert hat. Nach Ansicht von Bisiach et al. entsteht eine Störung der Krankheitseinsicht für eine spezifische Störung (z. B. Hemiparese) durch eine Störung der höchsten Organisationsebene dieser Funktion. Es müssen also Läsionen im modalitätspezifischen assoziativen Cortex oder dessen Verbindungen vorliegen. Bisiach et al. gehen auch davon aus, dass es nicht ein zentrales übergeordnetes Kontroll- und Überwachungssystem im Gehirn gibt, sondern dezentrale und modulspezifische Systeme.	Linksseitige Hemiplegie, Hemianopsie	Die Theorie kann nicht erklären, warum es zu einer verminderten Krankheitseinsicht beim Phantomglied oder bei peripheren sensorischen Schädigungen kommt. Auch kann die Theorie nicht das Bagatellisieren erklären.
Stufenmodell der Awareness	Crosson et al. (1989)	Crosson et al. postulieren verschiedene Awarenessstufen bzw. Formen der Einsicht.		Es wird nicht erklärt, wie die drei hierarchisch geordneten Ebenen miteinander interagieren, welche kognitiven Prozesse involviert sind und welche Rolle subjektive Bewertungen spielen.
„Discovery Theory"/ 2-Komponenten-Theorie	Levine (1990), Levine et al. (1991)	Nach Ansicht von Levine führt eine hirnschädigungsbedingte sensorische, motorische oder kognitive Funktionsstörung nicht unmittelbar für den Patienten zu der Erfahrung, dass eine Störung vorliegt. Der Patient muss also die Funktionsstörung im Alltag direkt oder indirekt „entdecken" und/oder anhand seiner Beobachtungen erschließen (z. B. durch Schwierigkeiten beim Greifen mit dem Arm, durch Rückmeldungen von anderen Personen).	Linksseitige Hemiplegie, Hemianopsie, kortikale Blindheit, Phantomglied sowie andere kognitive Störungen	Der Zusammenhang zwischen sensorischer und kognitiver Störung wird nicht genau spezifiziert. Es wird nicht spezifiziert, welche kognitiven Prozesse gestört sein müssen, damit die Patienten vorhandene Defizite nicht mehr erschließen können. Exekutiv-Funktionstests korrelieren nur moderat mit der Awareness-Störung.

Tabelle 7:
Fortsetzung

Theorie	Autor(en)	Theorie/Modell/Hypothese	Geltungsbereich	Anmerkung
Dissociable Interactions and Conscious Experience (DICE)	Schacter (1990)	In dem DICE-Modell erfolgt die bewusste Erfahrung (das phänomenale Bewusstsein) durch ein übergeordnetes „conscious awareness“ System (CAS). Das CAS ist mit verschiedenen Modulen verbunden, in denen die Verarbeitung von Sprache, Gedächtnis, Wahrnehmung oder Motorik erfolgt. Die Module übermitteln dem CAS relevante Informationen, so dass eine bewusste Wahrnehmung für die Information entsteht, die durch das Modul verarbeitet wird. Wird ein einzelnes Modul oder die Verbindung dieses Moduls zum CAS geschädigt, kann es zu einer domänenspezifischen Awareness-Störung kommen, da domänenspezifische Informationen nicht mehr zum CAS gelangen. Wird das CAS geschädigt, entsteht eine domänenübergreifende Awareness-Störung, weil Informationen aus den Modulen im CAS nicht mehr richtig verarbeitet werden.		Das Modell kann nicht das Bagatellisieren betroffener Patienten erklären. Es kann auch nicht erklären, warum nach einer rechtshemisphärischen Schädigung Störungen der Krankheitseinsicht häufiger auftreten.
Feedforward Theorie	Heilman et al. (1998)	Nach Ansicht von Heilman wird eine Störung der Krankheitseinsicht durch einen Defekt des Selbst-Monitoring-Systems verursacht. Dabei kann der Monitor geschädigt oder falsch eingestellt sein und/oder kein oder falsches Feedback zur Verfügung stehen. Durch den Defekt kommt es zur Bildung inkorrekter Intentionen und Handlungsentwürfe (Feedforward-Kontroll-Defekt), da bei der Handlungsplanung keine adäquaten Feedback-Informationen mehr zur Verfügung stehen.	Linksseitige Hemiparese, Wernicke Aphasie, Anton Syndrom	Unklar ist allerdings, warum die Patienten trotz Rückmeldung von anderen Personen ihre Defizite nicht wahrnehmen und auf die Rückmeldungen bagatellisierend antworten.

Tabelle 7:
Fortsetzung

Theorie	Autor(en)	Theorie/Modell/Hypothese	Geltungsbereich	Anmerkung
Psychologischer Abwehrmechanismus	Weinstein & Kahn, (1955)	Eine Hirnschädigung und deren Folgen führen beim Patienten zur Entstehung von Anspannung und Ängsten. Um diese internen Spannungen zu reduzieren, werden die Wahrnehmung realer Sinneseindrücke und deren Bedeutung ignoriert. Die Reaktion der betroffenen Patienten stellt somit eine psychologisch motivierte Abwehr dar.	Hemiparese	Patienten mit peripher-bedingten sensorischen oder motorischen Störungen zeigen keine mangelnde Krankheitseinsicht. Eine gestörte Krankheitseinsicht kommt häufiger in der akuten, als in der postakuten Phase vor. Auch kann die Selektivität der Störung nicht gut erklärt werden. Es gibt keinen systematischen Zusammenhang zwischen Affekt und Krankheitseinsicht.
Awareness-Modell	Toglia & Kirk (2000)	Metakognitives Wissen über Sich und Aufgaben dienen als Grundlage für Bewertungsprozesse. Die Bewertungen („Online-Awareness“) entstehen bei der Bearbeitung konkreter Aufgaben in einem situativen Kontext.	allgemein für hirngeschädigte Patienten	Bislang erfolgte keine empirische Überprüfung. Die Bedeutung des Selbstkonzepts wird nicht thematisiert. Es fehlen auch Erklärungen wie die Verarbeitung von Aufgabenrückmeldungen erfolgt.

nationalen Klassifikation von Erkrankungen (ICD-10, WHO) beschrieben. Im Diagnostischen und Statistischen Manual Psychischer Störungen (DSM-IV) der American Psychiatric Association (APA) findet sich die Beschreibung in den beiden Abschnitten (a) „Delir, Demenz, amnestische und andere kognitive Störungen" und (b) „Psychische Störungen aufgrund eines medizinischen Krankheitsfaktors".

Die Kategorie F0 im ICD-10 (Kapitel V) ist aus neuropsychologischer Sicht insgesamt nicht sehr elaboriert und beschreibt nur große Krankheitsentitäten. In der Kategorie der organisch bedingten psychischen Störungen wird das Phänomen einer gestörten Krankheitseinsicht überraschenderweise überhaupt nicht erwähnt. Auch in den anderen Abschnitten des ICD-10 Kapitel V wird eine mangelnde Krankheitseinsicht nicht als diagnostisches Kriterium einer psychischen Störung benannt. Entsprechend ist eine Kodierung bei Vorliegen einer Störung der Krankheitseinsicht (z. B. fehlende Krankheitseinsicht für eine Hemiparese) bei hirngeschädigten Patienten nur allgemein über die Unterkategorie F06.9 (Sonstige nicht näher bezeichnete organische psychische Störungen aufgrund einer Schädigung oder Funktionsstörung des Gehirns oder einer körperlichen Krankheit) möglich.

Eine gestörte Krankheitseinsicht kann im ICD-10 unter F06.9 oder F07 kodiert werden

Da häufig eine verminderte Krankheitseinsicht mit einer Veränderung der Persönlichkeit einhergeht, empfiehlt sich die Kodierung unter F07.0 (Organische Persönlichkeitsstörung in der Kategorie F07: Persönlichkeits- und Verhaltensstörung aufgrund einer Krankheit, Schädigung oder Funktionsstörung des Gehirns) oder F07.8 (Sonstige organische Persönlichkeits- und Verhaltensstörungen aufgrund einer Krankheit, Schädigung oder Funktionsstörung des Gehirns). Steht die verminderte Krankheitseinsicht im Zusammenhang mit einer Demenz, sind die Kategorien F00 (Demenz bei Alzheimer-Krankheit), F01 (vaskuläre Demenz), F02 (Demenz bei sonstigen andernorts klassifizierten Krankheiten) und F03 (nicht näher bezeichnete Demenz) relevant (für eine Übersicht siehe Tabelle 8).

Tabelle 8:
Überblick über die verschiedenen diagnostischen Kategorien im ICD-10 (Kap. V.), DSM-IV und DSM-5, bei denen eine verminderte Krankheitseinsicht eine Rolle spielt bzw. mit denen eine Kodierung der Störung erfolgen kann

ICD-10, Kap. V	DSM-IV	DSM-5
F06.9 Sonstige nicht näher bezeichnete organische psychische Störungen aufgrund einer Schädigung oder Funktionsstörung des Gehirns oder einer körperlichen Krankheit	310.1 (anhaltende) Persönlichkeitsveränderungen aufgrund von ...	310.1 (anhaltende) Persönlichkeitsveränderungen aufgrund von ...
F07.0 Organische Persönlichkeitsstörung		
F07.8 Sonstige organische Persönlichkeits- und Verhaltensstörungen aufgrund einer Krankheit, Schädigung oder Funktionsstörung des Gehirns		

Anmerkung: Steht die gestörte Krankheitseinsicht im Zusammenhang mit einer Demenz erfolgt die Kodierung über die Demenz-Diagnosen (F00, F01, F02 und F03)

Im DSM-IV findet sich der Begriff Anosognosie im Abschnitt 310.1 (Persönlichkeitsveränderungen aufgrund von ... [Benenne den Medizinischen Krankheitsfaktor]). Er steht hier im Zusammenhang mit der Diagnose einer anhaltenden Persönlichkeitsänderung (siehe F07.0 beim ICD-10), die durch affektive Instabilität, mangelhafte Impulskontrolle, plötzliche Aggressionsausbrüche oder Wut, eine deutliche Apathie, argwöhnisches Misstrauen oder paranoide Vorstellungen gekennzeichnet ist. Bei der Beschreibung des klinischen Bildes wird auch erwähnt, dass eine Anosognosie häufig nach einer rechtshemisphärischen Hirnschädigung auftritt.

Die klassifikatorische Diagnostik ist ein sozialrechtlich wichtiger Schritt bei der Diagnostik und Behandlung der betroffenen Patienten. Allerdings bieten die momentan zur Verfügung stehenden Klassifikationssysteme keine guten Einteilungsmöglichkeiten und erfassen nicht die Komplexität des Phänomens einer verminderten Krankheitseinsicht. Der Heterogenität und Selektivität, aber auch der klinischen Bedeutung der Störung einer Krankheitseinsicht wird nicht ausreichend Rechnung getragen. Hinzu kommt, dass aus der kategorialen Diagnose (F07 oder 310.1) nicht ersichtlich wird, für welche Störung der Patient keine Krankheitseinsicht hat und wie sich diese Störung auf das Leben und Umfeld der Betroffenen auswirkt. Aus diesem Grund ist eine differenzierte neuropsychologische Diagnostik mit einer genauen Erfassung der Krankheitseinsicht unverzichtbar.

9.2 Neuropsychologische Diagnostik

Bei der Diagnostik sollten auch Aspekte wie Empathie, die Fähigkeit zur Selbstreflexion und Perspektivübernahme und zur Mentalisierung berücksichtigt werden

Im klinischen Alltag gibt es meistens dann Hinweise auf eine fehlende Krankheitseinsicht, wenn die Patienten nicht das tun, was von ihnen gewünscht oder von anderen Personen als notwendig erachtet wird. Wenn dann die Patienten noch für andere Personen offensichtliche Störungen und Beeinträchtigungen abstreiten, bagatellisieren, überspielen oder von sich aus, trotz offensichtlicher Probleme im Alltag, überhaupt nicht ansprechen, dann verdichten sich die Hinweise auf das Vorliegen einer Störung. Zur Diagnostik einer Störung der Krankheitseinsicht können folgende Verfahren eingesetzt werden:

a) Exploration mit klinischem Urteil,
b) (strukturiertes) Interview,
c) Fragebögen mit einer Selbst- und/oder Fremdbeurteilung,
d) experimentalpsychologische Aufgaben (z. B. Judgement of Learning-Paradigma, Feeling of Knowing Paradigma).

Bei der Diagnostik wird eine Kombination aus Fremd- und Selbstbeurteilungen empfohlen

Entscheidend für die Reliabilität und Validität der meisten Untersuchungsmethoden ist, dass die Untersucherin/der Untersucher über eine möglichst genaue Verhaltensbeobachtung über das im Alltag gezeigte Verhalten und/oder Informationen über die sensomotorische und kognitive Leistungsfähigkeit des Patienten verfügt. Neuropsychologische Testergebnisse können hierbei sehr hilfreich sein, da eine solche „objektive Außensicht“ die Grundlage bildet, um eine Diskrepanz zwischen den Aussagen/dem Verhalten des Patienten (Innenansicht) und der Außensicht festzustellen. Eine Außensicht kann auch durch den Einbezug von Angehörigen/Bezugspersonen gewonnen werden, wobei es hier allerdings einige methodische Aspekte zu berücksichtigen gilt (Snow et al., 2005).

9.2.1 Exploration der Krankheitseinsicht

Spontan werden von den betroffenen Patienten meistens keine Probleme berichtet. Von daher muss in der Untersuchungssituation häufig gezielt nachgefragt werden (siehe Tabelle 9). Allerdings kann das Nachfragen ebenfalls wenig ergiebig sein, da hirngeschädigte Patienten mit einer verminderten Krankheitseinsicht auch bei konkretem Nachfragen häufig Probleme nicht berichten oder negieren („geht schon alles", „keine Schwierigkeiten", „konnte mir schon früher Namen nicht so gut merken"). Sie machen häufig unklare Angaben oder berichten zum Teil unwichtige Probleme und Beeinträchtigungen.

Das Verhalten der Patienten, ihre Reaktionen auf Fragen sowie die Angaben der Angehörigen liefern für die diagnostische Beurteilung meistens die entscheidenden Informationen. Von daher sollten bei der Exploration immer auch Angehörige oder Personen einbezogen werden, die den Patienten gut kennen und einen Vergleich zwischen der Zeit vor und nach der Hirnschädigung herstellen können (Prigatano, Borgaro, Baker & Wethe, 2005).

Tabelle 9:
Hilfreiche Fragen zur Exploration eines Patienten und seiner Angehörigen

Patient	Angehörige
Welche Veränderungen nehmen Sie im Vergleich zu der Zeit vor der Erkrankung/Verletzung an sich selbst wahr?	Welche Veränderungen haben Sie nach der Erkrankung/Verletzung bei Ihrem/Ihrer ... beobachtet?
Wie haben Sie sich seit der Erkrankung/Verletzung verändert?	Was stört Sie momentan am meisten im Zusammenleben mit ihr/ihm?
In welchen Situationen kommt es zu Konflikten mit anderen Personen? Wie gehen Sie mit den Konflikten um?	In welchen Situationen kommt es zu Konflikten mit ihr/ihm? Wie geht sie/er mit den Konflikten um?
Wie leistungsfähig sind Sie jetzt im Vergleich zu der Zeit vor der Erkrankung/Verletzung?	Erkennt sie/er ihre/seine Probleme? Kann sie/er ihre/seine Leistungsfähigkeit realistisch einschätzen?
Welche Ziele haben Sie für die Behandlung? Was ist Ihnen in der Therapie wichtig?	Welche Probleme sollten im Mittelpunkt der Therapie stehen?
Welche Sorgen können Sie bei Ihren Angehörigen erkennen? Was glauben Sie, denken Ihre Angehörigen über Sie?	Kann sie/er Sorgen und Bedürfnisse bei Ihnen und auch anderen Personen erkennen? Kann sie/er erkennen, wie es Ihnen und anderen Menschen geht?

9.2.2 Interviews zur Erfassung von Störungen der Krankheitseinsicht

Aufgrund der Ungenauigkeit klinischer Urteile wurde schon früh eine standardisierte Untersuchung mit speziellen klinischen Interviews oder sogenannten Awareness-Skalen gefordert (Anderson & Tranel, 1989). Bei den Awareness-Interviews werden dem Patienten verschiedene Fragen (zu den aktuellen Problemen, den funktionellen Einschränkungen im Alltag oder den weiteren Zielen) gestellt und die Antworten anschließend im Hinblick auf ihre Angemessenheit und Plausibilität beurteilt (Simmond & Fleming, 2003).

Ein erstes Interview zur Diagnostik einer Störung der Krankheitseinsicht wurde von Anderson und Tranel (1989) publiziert (siehe Tabelle 10). *Das Awareness-Interview* besteht aus acht Fragenkomplexen und beinhaltet Fragen
a) zu den Gründen einer Aufnahme in das Krankenhaus,
b) über das Vorliegen motorischer Beeinträchtigungen und
c) über das Vorliegen von Defiziten beim Denken, bei der Orientierung, im Gedächtnis, in der Sprache und beim Sprechen sowie bei der visuellen Wahrnehmung.

In einem letzten Abschnitt des Interviews, der nach einer ausführlichen neuropsychologischen Testung durchgeführt wird, müssen die Patienten noch zusätzlich die Qualität ihrer Leistung in den durchgeführten Tests einschätzen und angeben, wie gut sie wieder Alltagsaktivitäten bewältigen können. Anhand einer dreistufigen Likert-Skala muss die Untersucherin/der Untersucher zusätzlich noch angeben, ob die Patienten keine (3), eine leichte bis mittelgradige (2) oder eine massive (1) Beeinträchtigung berichteten. Zusätzlich muss die Untersucherin/der Untersucher noch eine Beurteilung über alle Dimensionen abgeben, die aus ihrer Sicht der tatsächlichen Beeinträchtigung des Patienten entspricht. Diskrepanzen zwischen diesen beiden Beurteilungen und auch den übrigen Beurteilungen liefern Hinweise auf eine Störung der Krankheitseinsicht.

Einen etwas umfassenderen diagnostischen Ansatz verfolgen Ownsworth und Kollegen (2000b) mit ihrem Self-Regulation Skills Interview (SRSI). Sie orientierten sich bei der Entwicklung des SRSI an den theoretischen Überlegungen von Crosson et al. (1989). Ownsworth et al. gehen davon aus, dass zur Krankheitseinsicht auch metakognitive Fähigkeiten, wie die Selbstbeobachtung und die Antizipation von Leistungen gehören. Im SRSI wird daher nicht nur die Krankheitseinsicht, sondern auch die Bereitschaft zur Veränderung („readiness to change") und die Fähigkeit zur Selbstregulation („strategy behavior") erfragt (siehe Tabelle 11).

Das SRSI hat gegenüber anderen publizierten Interviews den Vorteil, dass es nicht nur Informationen über das Vorliegen einer gestörten Krankheitseinsicht liefert, sondern auch noch Informationen über die Veränderungsmotivation und die Strategien, die der Patient zur Bewältigung der Probleme einsetzt. Allerdings ist die psychometrische Qualität des Interviews unklar und die Abstufung des Ratings nicht immer eindeutig. Eine 5-stufige Likert-Skala mit konkreten Beurteilungsankern wäre sicherlich sinnvoller und eindeutiger.

Tabelle 10:
Ausschnitt aus dem Awareness-Interview von Anderson und Tranel (1989) mit Fragen zu den Gründen des Krankenhausaufenthaltes, motorischer Beeinträchtigungen, Denkproblemen, Orientierungs- und Gedächtnisstörungen, Sprach- und Sprechstörungen, visuellen Wahrnehmungsproblemen und zur gezeigten Testleistung

Aspekte	Fragen	Bewertung
I. Einsicht in die Gründe der Hospitalisierung	Fragen Sie, „Warum sind Sie im Krankenhaus? Was ist mit Ihnen passiert? Welche Probleme haben Sie?“ Wenn der Patient nicht explizit die Gründe für die Hospitalisierung nennt, fragen Sie bei den Schlaganfall-Patienten („Hatten Sie einen Schlaganfall?“) und bei den Patienten mit einem Schädelhirntrauma („Hatten Sie einen Unfall oder haben Sie sich am Kopf gestossen?“) und für Patienten mit einer Demenz („Ist etwas mit Ihnen passiert? Was stimmt nicht, dass Sie ins Krankenhaus aufgenommen werden mussten?“).	3 Der Patient verneint explizit Gründe für den Krankenhausaufenthalt. 2 Der Patient gibt den Grund für den Krankenhausaufenthalt an, allerdings nicht sofort. 1 Der Patient nennt sofort den Grund für den Krankenhausaufenthalt.
II. Einsicht in motorische Störungen	Fragen Sie den Patienten nach der Beweglichkeit seiner Arme und Beine. Hierbei bitte unbedingt auf die motorischen Defizite achten, die im neurologischen Untersuchungsbericht beschrieben werden („Wie geht es mit Ihren Armen? Können Sie diese normal bewegen? Beide?“).	3 Der Patient verneint motorische Defizite. 2 Der Patient beschreibt minimale motorische Defizite. 1 Der Patient beklagt die vorhandenen motorischen Defizite.
III. Einsicht in kognitive Störungen oder Beeinträchtigungen beim Denken	Fragen Sie: „Wie ist ihre geistige Leistungsfähigkeit? Können Sie so gut wie früher denken?“	3 Der Patient berichtet keine Probleme beim Denken und berichtet auch über keine Veränderungen im Denken. 2 Der Patient beschreibt eine leichte Veränderung in einem oder mehreren Aspekten des Denkens (z. B. verschlechterte Konzentrationsfähigkeit, Fähigkeit zum Problemlösen, Fähigkeit in Situationen zu reagieren). 1 Der Patient beklagt massive Schwierigkeiten und Veränderungen im Denken.

Tabelle 11:
Das Self-Regulation Skills Interview (SRSI) von Ownsworth et al. (2000b)

Screening Frage: „Denken Sie bitte darüber nach, wie Sie sich möglicherweise seit der Hirnschädigung verändert haben. Können Sie mir eine Veränderung nennen, die Ihnen aktuell die größten Probleme bereitet und Sie im Alltag behindert?“				
Awareness-Stufen	**Frage**	**Hinweis**	**Beurteilung[1]**	
1. Auftauchende Awareness („emergent awareness“)	„Würden Sie mir bitte sagen, wie Sie zu dem Eindruck kommen, dass ... (Problem).“, „Etwas anders gefragt, welche Veränderungen nehmen Sie an sich selbst wahr?“	„Was nehmen Sie sonst noch wahr?“; „Sie haben mir jetzt erzählt, dass ... Gibt es noch andere Probleme?“	10 9–7 6–4 3–2 1–0	Keine zutreffenden Angaben Nur minimale und unzureichende Angaben Es werden einige Angaben gemacht Weitgehend korrekte Beschreibung Vollständige und korrekte Angaben
2. Vorausschauende Awareness („anticipatory awareness“)	„Wann kommt es am häufigsten zu den Problemen?“, „In welchen Situationen treten die Probleme am häufigsten und wahrscheinlichsten auf?“	„In welchen anderen Situationen erwarten Sie mehr oder größere Probleme?“; „Sie haben mir bislang erzählt, dass, ... Fallen Ihnen noch andere Probleme ein?“	10 9–7 6–4 3–2 1–0	Keine zutreffenden Angaben Nur minimale und unzureichende Angaben Es werden einige Angaben gemacht Weitgehend korrekte Beschreibung Vollständige und korrekte Angaben
3. Veränderungsmotivation[2]	„Wie motiviert sind Sie, um Strategien zu erlernen, mit denen Sie die Probleme besser bewältigen können?“		0–10	Überhaupt nicht motiviert bis sehr motiviert
4. Awareness für Strategien	„Haben Sie schon über Strategien nachgedacht, die Ihnen helfen könnten, mit dem Problem umzugehen?“, „Wie könnten diese Strategien aussehen?“	„Was könnten Sie sonst noch ausprobieren, was helfen könnte?“; „Sie haben mir bislang erzählt, dass ... Fallen Ihnen noch andere Strategien ein?“	10 9–7 6–4 3–2 1–0	Keine zutreffenden Angaben Nur minimale und unzureichende Angaben Es werden einige Angaben gemacht Weitgehend korrekte Beschreibung Vollständige und korrekte Angaben

Tabelle 11:
Fortsetzung

Screening Frage: „Denken Sie bitte darüber nach, wie Sie sich möglicherweise seit der Hirnschädigung verändert haben. Können Sie mir eine Veränderung nennen, die Ihnen aktuell die größten Probleme bereitet und Sie im Alltag behindert?“				
Awareness-Stufen	**Frage**	**Hinweis**	**Beurteilung[1]**	
5. Einsatz von Strategien	„Welche Strategien setzen Sie momentan ein, um mit dem Problem umzugehen?“	„Fällt Ihnen noch eine andere Strategie ein, die Sie kürzlich eingesetzt haben?“; „Sie haben mir bislang erzählt, dass .... Gibt es noch andere Strategien, die Sie einsetzen?“	10 9–7 6–4 3–2 1–0	Keine zutreffenden Angaben Nur minimale und unzureichende Angaben Es werden einige Angaben gemacht Weitgehend korrekte Beschreibung Vollständige und korrekte Angaben
6. Effektivität der Strategien	„Wie gut funktionieren die von Ihnen eingesetzten Strategien aus Ihrer Sicht?“	„Woher wissen Sie, dass die Strategien hilfreich/nützlich sind?“; „Könnten Sie irgendeinen Unterschied erkennen, wenn Sie die Strategie(n) nicht mehr einsetzen würden?“	10 9–7 6–4 3–2 1–0	Keine zutreffenden Angaben Nur minimale und unzureichende Angaben Es werden einige Angaben gemacht Weitgehend korrekte Beschreibung Vollständige und korrekte Angaben

Anmerkungen: [1] Die Hinweise zur Beurteilung wurden aus Platzgründen verkürzt. Im Artikel von Ownsworth et al. (2000b) sind die Beurteilungskriterien etwas ausführlicher formuliert und es werden auch klinische Beispiele beschrieben. [2] Es wird empfohlen, den Wortlaut dieser Frage zu ändern, wenn ein Rehabilitationsprogramm abgeschlossen wurde (z. B. „Wie motiviert sind Sie, die während der Rehabilitation gelernten Strategien weiterhin einzusetzen?“).

9.2.3 Fragebögen zur Selbst- und Fremdbeurteilung der Krankheitseinsicht

Bei der Fragebogenmethode soll der Patient in einem Fragebogen möglichst detaillierte Angaben zu aktuellen Beschwerden und/oder Beeinträchtigungen machen (Smeets et al., 2012). Angehörige oder Therapeuten füllen ebenfalls den gleichen Fragebogen aus. Eine Diskrepanz in den beiden Beurteilungen wird als Hinweis auf das Vorhandensein einer verminderten Krankheitseinsicht gewertet (Fleming, Strong & Ashton, 1996).

Sherer et al. (1998a) entwickelten einen *Awareness-Fragebogen* („Awareness Questionnaire"), der aus 17 Items besteht und von Patienten, Angehörigen und Klinikern ausgefüllt werden kann. Bei der Patientenversion müssen die Patienten ihre körperliche und kognitive Leistungsfähigkeit sowie ihr Verhalten und ihren Affekt („Wie gut sind Sie momentan im Vergleich zu der Zeit vor der Verletzung darin, Dinge zu planen?, Wie gut können Sie momentan im Vergleich zu der Zeit vor der Verletzung Ihre Gefühle kontrollieren?") im Vergleich zu der Zeit vor der Verletzung/Erkrankung beurteilen (siehe Abbildung 11).

Nr.	Item	viel schlechter	etwas schlechter	ungefähr gleich	etwas besser	viel besser
1	Im Vergleich zu der Zeit vor der Verletzung, wie selbständig sind Sie momentan im Alltag?	1	2	3	4	5
2	Im Vergleich zu der Zeit vor der Verletzung, wie gut können Sie momentan Ihre Finanzen verwalten?	1	2	3	4	5
3	Im Vergleich zu der Zeit vor der Verletzung, wie gut kommen Sie mit anderen Menschen zurecht?	1	2	3	4	5
4	Im Vergleich zu der Zeit vor der Verletzung, wie gut schneiden Sie bei Aufgaben ab, in denen das Denken und Gedächtnis getestet werden?	1	2	3	4	5
5	Im Vergleich zu der Zeit vor der Verletzung, wie gut können Sie die Dinge verwirklichen, die Ihnen im Leben wichtig sind.	1	2	3	4	5
6	Im Vergleich zu der Zeit vor der Verletzung, wie gut können Sie jetzt sehen?	1	2	3	4	5
7	Im Vergleich zu der Zeit vor der Verletzung, wie gut können Sie jetzt hören?	1	2	3	4	5
8	Im Vergleich zu der Zeit vor der Verletzung, wie gut können Sie jetzt Ihre Arme und Beine bewegen.	1	2	3	4	5

Abbildung 11:
Auszug aus dem Awareness-Fragebogen („Awareness Questionnaire") von Sherer et al. (1998a)

Angehörige nehmen die gleichen Beurteilungen vor. In gleicher Weise verfährt die Klinikerin/der Kliniker, die/der mit dem Patienten vertraut ist. Die Beurteilung erfolgt über eine zweipolige, 5-stufige Likert Skala (1: viel schlechter, 2: etwas schlechter, 3: ungefähr gleich, 4: etwas besser, 5: viel besser).

Die Klinikerin/der Kliniker muss zusätzlich noch eine globale Einschätzung darüber abgeben, inwieweit die Patienten eine Einsicht in die vorhandenen Defizite haben („To what extent is the patient's accurate self-awareness impaired by his/her brain injury?"). Bei diesem Item erfolgt die Beurteilung ebenfalls wieder über eine 5-stufige Likert-Skala, wobei die Abstufung allerdings von einer vorhandenen bis zu einer nicht vorhandenen Einsicht (1: komplett, 2: weitgehend, 3: mittelgradig, 4: minimal, 5: nicht vorhanden) reicht.

Die Diskrepanz zwischen der Selbst- und Fremdeinschätzung ist ein wichtiges Kriterium für die Beurteilung der Krankheitseinsicht

Das Ausmaß der Diskrepanz zwischen Selbst- und Fremdbeurteilung ist zentral für die Beurteilung der Krankheitseinsicht: Je größer die Diskrepanz, desto eindeutiger kann von einer Störung der Krankheitseinsicht ausgegangen werden. Eine solche Diskrepanz kann sich in speziellen Awarenessfragebögen zeigen, aber auch in Fragebögen, mit denen das Ausmaß der funktionellen Selbständigkeit gemessen wird (z.B. Aachener Aktivitäts- und Partizipationsindex, AAPI; Funktioneller Selbständigkeitsindex, FIM; Patient Competency Rating Scale, PCRS). Wichtig ist, dass es eine Selbst- und eine Fremdbeurteilungsform von dem Fragebogen gibt. In Abbildung 12 sind beispielhaft Diskrepanzen bei der Selbst- und Fremdbeurteilung von Aktivitätseinschränkungen beim Aachener Aktivitäts- und Partizipationsindex (AAPI) dargestellt.

Für längere Zeit bei einer Aufgabe bleiben, ohne abzuschweifen	0	1	2	3	4
Neue Informationen merken	0	1	2	3	4
Sich trotz Störungen auf eine Sache konzentrieren	0	1	2	3	4
Erinnern, wo sich Gegenstände befinden	0	1	2	3	4
Erklärungen verstehen	0	1	2	3	4
Neue Fähigkeiten aneignen	0	1	2	3	4
In fremden Umgebungen zurechtfinden	0	1	2	3	4
In vertrauten Umgebungen zurechtfinden	0	1	2	3	4
Aufgaben erledigen, ohne zu schnell zu ermüden	0	1	2	3	4
Einem Gespräch folgen	0	1	2	3	4
Kontakte zu anderen Menschen aufrechterhalten	0	1	2	3	4

Abbildung 12:
Diskrepanzen bei der Selbst- und Fremdbeurteilung von Aktivitätseinschränkungen im Aachener Aktivitäts- und Partizipationsindex (AAPI); die gestrichelte Beurteilung stammt von der Ehefrau des Patienten; 0 = geht nicht, 4 = ohne Probleme

Die Fragebogen-Diskrepanzmethodik wird häufig eingesetzt, weil sie eine hohe Augenscheinvalidität hat und leicht durchgeführt werden kann. Da die Urteilsfähigkeit von hirngeschädigten Patienten nicht generell und nicht bei allen Patienten beeinträchtigt ist (Machamer, Temkin & Dikmen, 2013), lassen sich so differenzierte Hinweise auf eine Störung der Krankheitseinsicht gewinnen. Insbesondere kann eruiert werden, für welche Bereiche Einsichtsprobleme vorhanden sind (Allen & Ruff, 1990; Prigatano, 1996; Prigatano, Borgaro, Baker & Wethe, 2005).

Auch Fremdurteile können verzerrt sein

Es gilt aber zu beachten, dass auch das Fremdurteil verzerrt sein kann und Fremdurteile nicht grundsätzlich objektiv sind (siehe Snow et al., 2005). Häufig haben Angehörige gerade in der akuten Phasen nur einen begrenzten Einblick in den stationären Alltag und die aktuelle Leistungsfähigkeit des Patienten, so dass ihnen Informationen zur genauen Beurteilung der Funktionsfähigkeit fehlen. Bei Fragebögen wie dem AAPI oder dem PCRS kann es daher schnell zu Über- oder Unterschätzungen kommen. Auch Therapeuten sind nicht gefeit vor Urteilsverzerrungen und -fehlern. Hinzu kommt auch noch, dass kulturelle Faktoren einen Einfluss auf die Validität der Fremd- und Selbstbeurteilungen zu haben scheint (Prigatano & Leathem, 1993).

Um solche Einflüsse besser kontrollieren zu können, wurde in einer Reihe von Studien nicht nur das Selbst- und Fremdurteil hirngeschädigter Patienten erhoben, sondern auch das tatsächliche Leistungsvermögen der Patienten mit Hilfe neuropsychologischer Tests erfasst (Allen & Ruff, 1990; Duits, Munnecom, van Heugten & van Oostenbrugge, 2008).

Die bisher in diesem Zusammenhang durchgeführten Studien zeigen, dass die Fremdbeurteilung (Angehörige, Therapeuten) deutlich höher mit den neuropsychologischen Tests korreliert als die Selbstbeurteilung der Patienten (Duits, Munnecom, van Heugten & van Oostenbrugge, 2008). Dies kann als ein Hinweis auf die vermindere Krankheitseinsicht hirngeschädigter Patienten und auch als Hinweis auf die bessere Validität der Fremdbeurteilungen gewertet werden kann.

Selbstreflexion

Das Thema Krankheitseinsicht ist eng verknüpft mit dem Thema Selbstreflexion. Hierunter wird die Fähigkeit verstanden, über sich selbst nachzudenken, sich selbst zu kritisieren, sein eigenes Denken, die eigenen Standpunkte und Handlungen kritisch zu hinterfragen und zu beurteilen. Nachfolgende Fragen können beispielsweise zur Exploration des selbstreflexiven Denkens am Ende einer Untersuchung dem Patienten gestellt oder als Hausaufgabe zur Beantwortung mitgegeben werden:

- Wann geht es mir richtig gut?
- Woran merke ich eigentlich, dass es mir gut geht und dass ich mich wohl fühle?
- Was erfüllt mich mit Zufriedenheit?
- Wann und wo kann ich sein, wer ich wirklich bin?
- Wofür bin ich aktuell dankbar?
- Was wünsche ich mir in meinem Leben?

- Was möchte ich noch erreichen?
- Was genau tue ich im Moment?
- Warum tue ich das?
- Was will ich eigentlich erreichen?
- Was ist mein übergeordnetes Ziel? Sind meine Ziele realistisch?
- Will ich das immer noch so erreichen oder hat sich mein Ziel verändert? Wenn ja wie?
- Inwiefern ist das, was ich gerade tue, wirklich sinnvoll im Hinblick auf das Ziel, das ich erreichen will?
- Warum ist mir Selbstreflexion wichtig?
- Was will ich damit erreichen?
- In welchen Bereichen meines Lebens wäre es für mich sinnvoll, besonders selbstkritisch zu sein?
- Was denken andere Menschen über mich?

Es gibt aber auch eine Reihe von Fragebögen, mit denen die Fähigkeit zur Selbstreflexion erfasst werden kann. Allerdings ist momentan unklar, ob diese Fragebögen für die Anwendung bei hirngeschädigten Patienten mit einer gestörten Krankheitseinsicht geeignet sind. Kritisch ist nicht nur zu sehen, dass die Items solcher Fragebögen häufig sehr abstrakt formuliert sind, sondern auch, dass Patienten vermutlich viele Items sozial erwünscht beantworten.

9.2.4 Experimentalpsychologische Aufgaben

Bei den experimentalpsychologischen Aufgaben handelt es sich um Untersuchungsverfahren, mit denen momentan vor allem im Rahmen der Grundlagenforschung metakognitive Prozesse (z. B. Genauigkeit der Einschätzung von Gedächtnisleistungen, Grad der Sicherheit beim Gedächtnisabruf) untersucht werden. Charakteristisch für diese experimentellen Methoden ist, dass bei der Bearbeitung einer Aufgabe die Probanden Vorhersagen über eine bestimmte zukünftige Leistung machen müssen und anschließend die Genauigkeit der Vorhersage bei der Testung der Leistung überprüft wird.

Leistungsvorhersage-Aufgaben können zur Überprüfung der Urteilsfähigkeit verwendet werden

Bei der Leistungsvorhersage-Methodik („predicted performance paradigm"), müssen die Patienten nach einer Vortestung Angaben darüber machen, wie gut sie bei einer erneuten Durchführung der Aufgabe abschneiden werden (Fischer, Gauggel & Trexler, 2004; Fischer, Trexler & Gauggel, 2004; Trosset & Kaszniak, 1996). Die Diskrepanz zwischen Einschätzung und anschließend tatsächlich erzielter Leistung wird als Indikator für die Fähigkeit zur realistischen Leistungseinschätzung verwendet.

Ein Großteil der experimentalpsychologischen Aufgaben stammt aus dem Bereich der Erforschung der Metakognition des Gedächtnisses. In diesem Bereich wurden beispielsweise das „Feeling of Knowing (FOK)"-, das „Judgments of Learning (JOL)"- und das „Confidence Judgment (COJ)"- Paradigma (Nelson, 1997; Schwartz, 1994) entwickelt und eingesetzt. Beim *FOK-Paradigma* müssen die Probanden einschätzen, wie gut sie Informationen erinnern können. Beispiels-

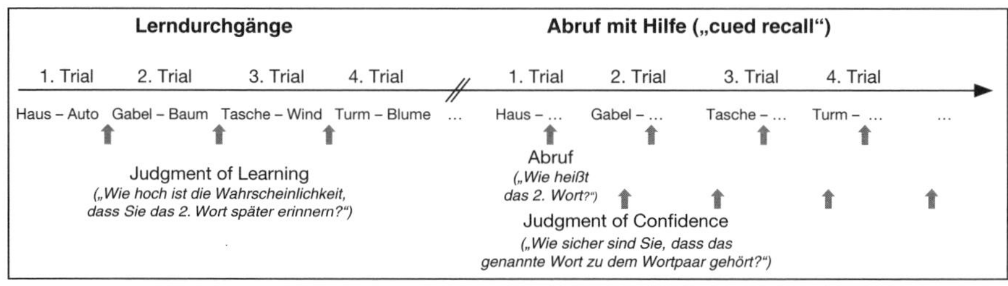

Abbildung 13:
Überblick über den Ablauf einer „Judgment of Learning (JOL)" und „Judgment of Confidence"-Aufgabe zur Erfassung metakognitiver Urteile über das Gedächtnis. Im ersten Abschnitt der Aufgabe (Lernen) werden den Probanden Wort-Paare vorgelesen, die sie sich merken sollen. Nach jeder Präsentation eines Wortpaares wird gefragt, wie gut das Paar später erinnert werde kann (JOL). Im zweiten Abschnitt wird das erste Wort eines jeden Paares präsentiert (hinweisgeleiteter Abruf). Das zweite Wort des jeweiligen Wortpaares soll nun erinnert und die Sicherheit der Erinnerung angegeben werden. Nach dem hinweisgeleiteten Abruf wird die Übereinstimmung zwischen Einschätzung und tatsächlich erzielter Abrufleistung berechnet.

weise werden den Probanden allgemeine Wissensfragen vorgelegt, die sie beantworten sollen. Bei den Fragen, bei denen die Antwort falsch war oder keine Antwort gegeben wurde, müssen die Probanden zusätzlich noch angeben, wie gut sie die richtige Antwort aus vorgegebenen Antworten wiedererkennen können. Die Angabe der Sicherheit des Wiedererkennens wird mit der tatsächlichen Wiedererkennensleistung korreliert und dient als Indikator für die Fähigkeit, genaue Angaben über seine Gedächtnisfähigkeit machen zu können.

Beim *JOL-Paradigma* muss der Proband während oder nach dem Lernen von Informationen Vorhersagen über seine zukünftige Gedächtnisleistung bei dem Gelernten machen (Nelson & Narens, 1994). Bei einem typischen JOL-Test werden die Probanden instruiert, eine Liste von Wortpaaren zu lernen. Nach jedem Lerndurchgang (der Präsentation eines Wortpaars) werden die Probanden gebeten, anzugeben, wie wahrscheinlich es ist, dass sie bei einem späteren Test das gelernte Wortpaar erinnern (siehe Abbildung 13).

In der Testphase wird dann später das erste Wort eines Paares vorgegeben und das zweite Wort soll erinnert werden. Die Leistung beim „cued recall" wird anschließend mit der Vorhersage verglichen. Die Genauigkeit der Einschätzung liefert einen Hinweis auf die Fähigkeit, valide metakognitive Aussagen über sein Gedächtnis machen zu können. Beim *COF-Paradigma* müssen die Probanden in der Testphase bei ihren Antworten angeben, wie sicher sie sich sind, dass die gerade reproduzierte Antwort richtig ist. Es handelt sich also nicht um eine Einschätzung der Genauigkeit bei einem zukünftigen Gedächtnisabruf, sondern um die Einschätzung der Sicherheit des abgegebenen Urteils.

Bei den experimentellen Studien erfolgt die Auswertung der Ergebnisse häufig anhand von Korrelationsanalysen (z.B. Gamma-Korrelation), wobei der Korrelationskoeffizient einen Hinweis auf die Genauigkeit der Vorhersage liefert. Untersuchungen mit gesunden Probanden zeigen, dass solche metakognitiven

Urteile über das Gedächtnis eher oberflächlich und nicht sehr tiefgründig abgegeben werden. Wir verlassen uns auf Informationen, die wir gerade zur Hand haben, und sind daher anfällig für Urteilsfehler und Verzerrungen. Je nach Situation und Art des Urteils kann es daher zur deutlichen Unter- oder Überschätzung der Gedächtnisleistungen kommen. Auch das Alter scheint einen Einfluss auf die Genauigkeit metakognitiver Gedächtnisurteile zu haben (Palmer et al., 2014).

Bei hirngeschädigten Patienten zeigen sich diese Verzerrungen ebenfalls, wobei allerdings die Hirnschädigung einen großen Einfluss auf das Ausmaß und den Umfang der Verzerrung hat. In ihrer Übersichtsarbeit zum Metagedächtnis bei hirngeschädigten Patienten kommen Pannu und Kaszniak (2005) zu dem Schluss, dass es einen engen Zusammenhang zwischen exekutiven Tests und der Genauigkeit des Metagedächtnisses gibt. Exekutive Störungen und schlechte Gedächtnisleistungen gehen mit schlechten Metagedächtnisleistungen einher. Interessant ist auch die Feststellung, dass es Dissoziationen zwischen dem Metagedächtnis und Gedächtnisabrufprozessen geben kann.

Tabelle 12:
Ausgewählte Ratingverfahren und Interviews zur Erfassung einer verminderten Störungs- und Krankheitseinsicht in alphabetischer Reihenfolge

Name des Verfahrens	Autoren	Indikation/ Patienten	Typ (Selbst vs. Fremd)	Anzahl Items	Beschreibung
Anosognosia Questionnaire	Starkstein et al. (1992)	Schlaganfall	Fremdbeurteilung	6 Hauptitems + 5 Zusatzfragen	Fragen und Handlungsanweisungen, die mögliche Beeinträchtigungen diagnostizierbar machen; 4-Punkt Skala (0 = keine Anosognosie, 1 = gering, 2 = mäßig, 3 = stark)
Anosognosia Questionnaire-Dementia (AQ-D)	Starkstein et al. (1996)	Demenz	Selbst- und Fremdbeurteilung (Version für Patienten und Pflegepersonal)	30	Zwei Bereiche: Fragen zur intellektuellen Leistungsfähigkeit, Fragen zu Veränderungen von Interessen und Persönlichkeit; 4-Punkt Likert Skala (0 = niemals, 3 = immer)
Awareness Questionnaire (AQ)	Sherer et al. (1998a)	Schädel-Hirn-Trauma	Selbst- und Fremdbeurteilung (Version für Patienten, Pflegepersonal, Kliniker)	17	Fragen zur Erfassung möglicher Veränderungen im emotionalen, physischen und kognitiven Bereich nach einer Hirnverletzung; 5-Punkt Likert Skala (1 = viel schlechter, 5 = viel besser)
Clinical Insight Rating (CIR)	Ott & Fogel (1992)	Demenz	Fremdbeurteilung	4	Fragen zu den Gründen für die Klinikaufnahme, funktionellen Beeinträchtigungen, kognitiven Defiziten und Verlauf der Erkrankung; 3-Punkt Likert Skala (0 = „fully aware", 2 = „totally unaware")

Tabelle 12:
Fortsetzung

Name des Verfahrens	Autoren	Indikation/ Patienten	Typ (Selbst vs. Fremd)	Anzahl Items	Beschreibung
Clinician's Rating Scale for Evaluating Impaired Self-Awareness and Denial of Disability	Prigatano & Klonoff (1998)	Schädel-Hirn-Trauma	Fremdbeurteilung	20	Zwei Subskalen: Beinträchtigtes Selbst-Bewusstsein („Impaired Self-Awareness Scale") und Krankheitsverleugnung („Denial of Deficit Scale"); Zunächst Einschätzung, ob ein Verhaltensmerkmal vorhanden vs. nicht vorhanden ist (ja/nein); danach Einschätzung des Schweregrads auf einer 10-Punkt Likert Skala: 0 = Merkmal nicht vorhanden, 1 = leicht, 10 = schwer);
Patient Competency Rating Scale (PCRS)	Prigatano et al. (1986)	Schädel-Hirn-Trauma	Selbst- und Fremd beurteilung (Version für Patienten und Pflegepersonal)	30	Einschätzung der kognitiven, physischen und emotionalen Kompetenzen; 5-Punkt Likert Skala (1 = nicht möglich, 5 = leicht möglich)
Self-Awareness of Deficits Interview	Fleming et al. (1996)	Schlaganfall	Fremdbeurteilung (semistrukturiertes Interview)	3 Hauptitems mit jeweils unterschiedlicher Anzahl weiterführender Fragen	Drei Subskalen: (1) Einsicht in die Defizite, (2) Einsicht in die funktionale Bedeutsamkeit der Defizite, (3) Fähigkeit zur Setzung realistischer Ziele; 4-Punkt Likert Skala (0 = realitätsangemessene Einschätzung, 3 = vollständige unawareness)
Structured Awareness Interview	Marcel et al. (2004)	Schlaganfall	Selbst- und Fremdbeurteilung	8 Items + einige unimanuelle, bimanuelle und bipedale Aufgaben (z. B. sich die Haare kämmen, einen Knoten binden, springen etc.)	Doppelte Einschätzung (der Patient beklagt: 1 = ein starkes Defizit, 2 = ein mildes bis mäßiges Defizit, 3 = kein Defizit; A = bewusst („aware"), U = unbewusst („unaware"), I = nicht anwendbar/ unzutreffend („inapplicible"))

10 Neuropsychologische Therapie

10.1 Vorbemerkungen

Die Behandlung von Patienten mit einer gestörten Krankheitseinsicht verlangt häufig einen komplexen Behandlungsplan

Bevor wir nun zur Behandlung von Patienten mit einer verminderten Krankheitseinsicht kommen, ist es wichtig, darauf hinzuweisen, dass die nachfolgend vorgeschlagenen Awareness-Interventionen in ein umfassendes Behandlungsprogramm eingebettet sein sollten. Viele hirngeschädigte Patienten weisen häufig ein komplexes Störungsbild mit kognitiven, emotionalen/motivationalen, motorischen und sensorischen Störungen auf. Eine Störung der Krankheitseinsicht ist daher häufig Teil eines Problemkomplexes. Tabelle 13 gibt einen Überblick über die wichtigsten Bausteine eines solchen neuropsychologischen Therapieprogramms (Gauggel, Konrad & Wietasch, 1998; Gauggel, 2003; Gauggel, 2014).

Tabelle 13:
Bausteine einer neuropsychologischen Therapie. Das Modul „Verbesserung der Krankheitseinsicht" ist optional, da nicht jeder hirngeschädigte Patient eine gestörte Krankheitseinsicht aufweist.

Der Beziehungsaufbau findet nicht nur mit dem Patienten, sondern auch mit den Angehörigen statt

Das GAS stellt eine Methode dar, um Therapiefortschritte verhaltensnah zu erfassen

Modul	Ziel	Intervention (Beispiele)
Beziehungsaufbau (Pat. und Angehörige)	Entwicklung einer tragfähigen therapeutischen Beziehung, um u. a. bei negativen Rückmeldungen selbstwertprotektives Verhalten zu minimieren	Wertschätzende, empathische Gesprächsführung, transparente Gestaltung der Therapie, Reflexion und (wenn sinnvoll und möglich) Berücksichtigung der Bedürfnisse des Patienten/der Angehörigen
Klärung der Therapieziele	Festlegen und ableiten messbarer Behandlungsziele für Patient/Angehörige (ambulant vs. stationär; kurz- vs. langfristig) für versch. Bereiche (Familie, Beruf/Ausbildung, Hobby, Freunde, etc.)	Goal Attainment Scaling (GAS); Zielleitern; Fragebögen mit Therapiezielen; Motivationsberatung (siehe Motivational Interviewing); Messung der Aktivitäts- und Partizipationseinschränkungen; SMART-Regel („specific, measurable, achievable, realistic/relevant and timed") beachten
Verbesserung der Störungseinsicht **(optional)**	Erarbeitung eines realistischen Verständnisses der eigenen Stärken und Schwächen bzw. bei Angehörigen der Stärken und Schwächen des Patienten	Feedback-Interventionen (z. B. Rollenspiele mit Videofeedback, Therapiegruppe mit Feedback), Realitätstestungen bei alltäglichen Aufgaben, Situationsanalysen und Diskriminationsübungen; Aufgaben mit Aufforderungen zum Perspektivwechsel; computergestütztes Zielsetzen und Abgleich mit tatsächlicher Leistung; Etablierung eines Token-Programms zur Reduktion dysfunktionalen Verhaltens bzw. zum Aufbau funktionalen Verhaltens

Tabelle 13:
Fortsetzung

Modul	Ziel	Intervention (Beispiele)
Psychoedukation	Erarbeitung grundlegender Informationen über die Erkrankung/Verletzung sowie deren Folgen; Vermittlung eines Therapie-Rationals vor dem Hintergrund der subjektiven Behandlungstheorie des Patienten und dessen Angehörigen	Besprechen, bearbeiten und erläutern von Schautafeln und Abbildungen; besprechen, bearbeiten und bewerten von Videodokumentationen
Aktivitätsaufbau	Erhöhung des Aktivitätsniveaus in Verbindung mit einer Verbesserung der Stimmung; Identifikation von wieder möglichen und noch immer unmöglichen Aktivitäten (z. B. Gehen ohne Hilfen)	Erstellen von Aktivitätsprotokollen (früher, heute); Aktivitätslisten und -plänen; Selbstmanagementtechniken (Selbstbeobachtung, Selbstinstruktionen, Zielklärung und -setzung, Selbstverstärkung, Selbstkontrolle)
Auf Restitution gerichtete Interventionen	Funktionswiederherstellung bzw. Verbesserung von Funktionsstörungen	Störungsspezifische, repetitive Übungen (daten- und konzeptgesteuert) in Verbindung mit Aufmerksamkeits- und Motivationsaktivierung; kognitiv-soziales Kompetenztraining
Auf Kompensation gerichtete Interventionen	Kompensation von Defiziten mit Hilfe intakter Funktionen/Fähigkeiten bzw. Umweltgestaltung; Akzeptanz chronischer Störungen und Beeinträchtigungen	Entwicklung und Training latenter Fähigkeiten bzw. neuer Strategien (z. B. Erlernen der Braille Schrift); Training des Gebrauchs von Hilfsmitteln (z. B. Gedächtnistagebuch); sozial-kognitives Kompetenztraining; kognitive Interventionen zur Veränderung von Erwartungen; Erarbeitung alternativer Lebensziele und -perspektiven

Je nach Art und Schwere des Störungsbildes, aber auch im Hinblick auf die Rahmenbedingungen der Therapie (stationär vs. ambulant) kann die Zusammensetzung und Durchführung des Programms variieren. Auf der Internetseite www.neuropsychologische-therapie.de finden sich noch einige allgemeine Überlegungen zur Durchführung der neuropsychologischen Therapie, zur Bedeutung der subjektiven Störungstheorie des Patienten und dessen Angehörigen sowie zur Definition und Konzeption von auf Restitution und Kompensation ausgerichteten Interventionen.

10.2 Empirische Grundlagen

Die Therapieforschung steckt noch in den Kinderschuhen

Die Therapieforschung steckt bei der neuropsychologischen Behandlung von Patienten mit einer gestörten Krankheitseinsicht noch in den Kinderschuhen (Fleming & Ownsworth, 2006; Schrijnemaekers et al., 2013). Es gibt zwar zahlreiche Behandlungsempfehlungen und Vorschläge für das therapeutische Vorgehen (z. B. Boake, 1991; Langer & Padrone, 1992; Prigatano, 2004; Sohlberg & Mateer, 2001), aber nur wenige methodisch gut fundierte Therapiestudien (Schrijnemaekers et al., 2013; Schmidt, Lannin, Fleming & Ownsworth, 2011).

Viele Interventionen oder Interventionsprogramme wurden ad-hoc aufgrund der Notwendigkeit zur Behandlung betroffener Patienten entwickelt, wobei generell davon ausgegangen wird, dass die Interventionen sinnvoll und hilfreich für die betroffenen Patienten sind. Es fehlen aber überzeugende Belege für die Effektivität der durchgeführten Therapien. Auch sind die theoretischen Überlegungen zur Gestaltung und Durchführung der Interventionen (Behandlungstheorie) in den Publikationen sehr knapp gehalten oder fehlen vollständig.

Schrijnemaekers und Kollegen (2013) fanden bei einer entsprechenden Literaturrecherche nur neun Studien, in denen die Effektivität einer neuropsychologischen Therapie zur Behandlung von Patienten mit einer gestörten Krankheitseinsicht untersucht wurde. Bei den neun Studien handelte es sich um zwei randomisierte Kontrollgruppenstudien, fünf experimentelle Einzelfallstudien, eine Einzelfallstudie mit einem Prä-Post-Vergleich und eine quasiexperimentelle Kontrollstudie. In fünf der neun Studien wird ein positiver Effekt der durchgeführten Intervention auf die Krankheitseinsicht berichtet, wobei die Effektstärken in den publizierten Studien allerdings zwischen fraglich bis hoch schwanken. Auch sonst weisen die Therapiestudien teilweise erhebliche methodische Mängel und Unklarheiten auf (siehe Tabelle 14 für eine Übersicht über wichtigen Details der publizierten Therapiestudien).

Aufgrund der unbefriedigenden Datenlage lassen sich aktuell nur wenige Empfehlungen für die Durchführung einer Behandlung von hirngeschädigten Patienten mit einer verminderten Krankheitseinsicht geben. Es kann also nur der grobe Rahmen einer solchen Therapie skizziert werden (Fleming & Ownsworth, 2006; Lucas & Fleming, 2005; Sohlberg & Mateer, 2001; Wilson, 2008). In den Therapiestudien und auch den Behandlungsempfehlungen werden folgende Interventionen genannt, die hilfreich bei der Therapie sein können:

- Feedback
- Konfrontationen
- Realitätstestungen
- Rollenspiele
- Psychoedukation
- Belastungserprobungen
- Übungen (z. B. mit Hilfe von Computerspielen) mit Leistungsrückmeldungen
- Kontingenzmanagement

In einer Befragung von Therapeuten, die in England hirngeschädigte Patienten behandelten, gaben die 21 befragten Therapeuten an, dass sie im Rahmen ihrer Tätigkeit vor allem Verhaltensexperimente und Realitätstestungen durchführen (Judd & Wilson, 2005).

Feedback in unterschiedlicher Art und Weise spielt bei der Behandlung eine wichtige Rolle

In der Literatur werden zwar auch noch globale Behandlungsansätze wie das holistische milieu-orientierte neuropsychologische Therapieprogramm (Ben-Yishay, 1996; Prigatano, 2013), Psychotherapie, Familieninterventionen und Gruppentherapien bei der Behandlung von Patienten mit einer gestörten Krankheitseinsicht genannt. Allerdings wird bei diesen Programmen bzw. Therapien nicht immer deutlich, welches therapeutische Vorgehen wirklich im Mittelpunkt stand und wie die Therapie konkret durchgeführt wurde. Diese Kritik scheint nicht nur auf die Beschreibung der Therapie von hirngeschädigten Patienten mit einer gestörten Krankheitseinsicht zuzutreffen, sondern auch auf andere neuropsychologische Therapiestudien (van Heugten, Gregório & Wade, 2012).

10.3 Die therapeutische Praxis

Ausgehend der theoretischen Überlegungen in den vorausgehenden Abschnitten dieses Buches und vom Stand der Therapieforschung kann davon ausgegangen werden, dass es bei den hirngeschädigten Patienten mit einer gestörten Krankheitseinsicht zu einer Störung jener Prozesse und Funktionen gekommen ist, *die für die Realisierung metakognitiver Prozesse (Selbstwahrnehmung, selbstbezogenes Wissen, Selbstreflexion, Mentalisierung, Fehlermonitoring, Perspektivübernahmefähigkeit etc.) verantwortlich sind.* Welche Prozesse genau betroffen sind, lässt sich aktuell schwer sagen, da es diesbezüglich zwar viele theoretische Überlegungen, aber leider nur wenige gesicherte empirische Befunde gibt. Auch sind die verfügbaren diagnostischen Instrumente momentan noch zu grob, um detaillierte Informationen über die genaue Art der gestörten metakognitiven Prozesse geben zu können.

Die Restitution metakognitiver Prozesse mittels Feedback-Interventionen ist die Grundlage der Therapie

Stimmt die Annahme, dass einer gestörten Krankheitseinsicht Störungen metakognitiver Prozesse zugrunde liegen, dann scheint eine Verbesserung metakognitiver Prozesse vor allem über auf Restitution abzielende Interventionen erreicht werden zu können (siehe Abbildung 14). Die Annahme steht deshalb am Anfang der Überlegungen, weil eine Kompensation einer Störung der Krankheitseinsicht praktisch nur dann möglich ist, wenn sich der Patient seiner Störung bewusst ist. Wenn der Patient aber davon ausgeht, dass er keine Störung und auch keine Probleme hat, dann besteht für ihn keine Notwendigkeit, etwas zu kompensieren. Eine Kompensation ist daher nur möglich, wenn andere Personen solche Strategien und Hilfsmittel einsetzen oder der Patient durch andere Personen an den Einsatz von Hilfsmitteln erinnert wird.

Tabelle 14:
Überblick über die bislang publizierten Therapiestudien mit Patienten mit einer verminderten Krankheitseinsicht (alphabetisch nach Autorennamen geordnet)

Autoren	N (E/C)	Ätiologie, Alter etc.	Studiendesign	Outcome-Variablen	Therapiedauer und -intensität	Therapie	Ergebnisse	Bemerkung
Alderman, Fry & Youngson, 1995 (UK)	1	21 J., Herpes simplex Encephalitis, 13 Mo. nach Krankheitsbeginn	Experimentelle Einzelfallstudie (A-B-C-D Design) mit 2 Teilstudien, nur 2. Studie relevant	WAIS, WCST, kognitive Schätzaufgabe, verbale Flüssigkeit, Verhaltensbeobachtung der verbalen Äußerungen	92 Tage mit einer Therapieeinheit pro Tag	Selbstbeobachtungstraining mittels mechanischem Einhand-Zähler und differentieller Verstärkung (DRL = differential reinforcement of low rates of the target behavior), hinweisgesteuerte und unabhängige Selbstbeobachtung, Genauigkeit der Einschätzung wurde belohnt	Deutliche Verbesserung in der Übereinstimmung der von der Patientin und dem Therapeuten eingeschätzten Häufigkeit von verbalen Äußerungen	Es gibt keine Kontrollbedingung. Es fehlen Angaben, ob die Patientin nach der Therapie auch eine verbesserte Einsicht in ihre Verhaltensprobleme gezeigt hat.
Chandrashekar & Benshoff, 2007 (USA)	17/19		Quasiexperimentelles Kontrollgruppendesign	AQ, SADI, Wisconsin HSS		Quality of Life and Awareness Training (QLAT)		
Cheng & Man, 2006 (Hong Kong)	11/10	21 SHT-Patienten aus stationärer Reha mit ISA, durchschnittliches Alter EG: 54.9 Jahre (SD = 13), KG = 58.1 Jahre (SD = 15.6)	Prä-Post Kontrollgruppendesign mit randomisierter Zuteilung zu einer Experimental- (N = 10) und Kontrollgruppe (N = 11)	SADI, Lawton-IADL, FIM	4 Wochen mit durchschnittlich 11,6 bzw. 11,7 Therapieeinheiten (mind. 2 TE pro Tag) pro Woche, 20–30 Min. pro TE	EG: Awareness Intervention Programme (AIP): Das Programm bestand aus Selbstbeobachtungen, Leistungsvorhersagen und -beurteilungen sowie Feedback bei der Durchführung alltäglicher Aufgabe („predict perform-evaluate exercise"). Zusätzlich wurden Infos über die Erkrankung und die daraus resultierenden Beeinträchtigungen gegeben. KG: Trainiert wurden alltägliche Aufgaben und auch motorische Funktionen. Kognitive Funktionen wurden in einer Orientierungs- und Gedächtnisgruppe trainiert. Die Teilnehmerinnen nahmen auch an einer Gruppe teil, die die Entlassung nach Hause vorbereitet hat.	Es zeigten sich Verbesserungen in beiden Gruppen nach Therapieende, aber die EG war signifikant besser im SADI bei Therapieende. In den anderen Variablen gab es keine signifikanten Gruppenunterschiede.	Die Stichprobe ist relativ klein.

Tabelle 14:
Fortsetzung

Autoren	N (E/C)	Ätiologie, Alter etc.	Studiendesign	Outcome-Variablen	Therapiedauer und -intensität	Therapie	Ergebnisse	Bemerkung
Goverover et al., 2007 (USA)	10/10	mittelgradig bis schweres SHT (18–55 J.)	randomisiertes Kontrollgruppendesign mit Prä- und Post-Messung; Pat. wurden nicht über die Gruppenzugehörigkeit informiert, aus ambulantem Rehabilitationsprogramm rekrutiert	AAD, AMPS, SRSI, SQC, AQ, CIQ	6 × 45 Min. mit 2 TE pro Wo., insg. 3 Wochen	EG: Grundlage der individualisierten Therapie war die Durchführung von 6 einfachen alltäglichen Aufgaben (Geburtstagsgeschenk und -kuchen vorbereiten, Telefonrechnung bezahlen, Frühstück zubereiten etc.). Die Patienten wurden angeleitet, die Aufgabe zu definieren, die einzelnen Arbeitsschritte zu planen, ihre Leistung vorherzusagen, mögliche Probleme zu antizipieren, Lösungen für die Probleme zu erarbeiten, und den Umfang der benötigten Hilfe einzuschätzen. Zusätzlich gaben die Patienten eine Einschätzung über die Qualität ihrer Leistung ab und diskutierten das Ergebnis mit dem Therapeuten. KG: Die Patienten trainierten alltägliche Aufgaben und erhielten dabei leistungsbezogenes Feedback vom Therapeuten.	Es gab kein Unterschied zwischen den beiden Gruppen bei der aufgabenspezifischen Awareness. Bei einer ANCOVA mit den Baselinewerten als Kovariate zeigt sich ein signifikanter Gruppenunterschied im Self-Regulation Skills Interview.	Die Stichprobe ist relativ klein und es zeigen sich Baselineunterschiede. Daher besteht der V.a. ein Randomisierungsproblem. Das signifikante Ergebnis kommt nur durch den Einsatz einer ANCOVA zustande.
Ownsworth, McFarland & Mc Young, 2000b (Australien)	21	SHT-Patienten, durchschnittlich 8.6 Jahre nach dem Ereignis (Spanne: 1–36 Jahre), Alter zw. 22 und 49 Jahren (M = 33.5 Jahre), 15 Männer, 6 Frauen, Rekrutierung über Anzeigen in einem Newsletter einer lokalen SHT Selbsthilfe, 18 Patienten mit Follow-up	Prä- und Post-Messung mit Follow-up nach 6 Mo., Patienten wurden in 2 Gruppen mit 13 und 8 Pat. behandelt	SRSI, HIBS, SADI, SIP	16 Wochen, 1 × pro Woche, je 90 Min., 2 Gruppen	Interventionen orientieren sich an den Empfehlungen von Boake et al. (1991), Eine Psychoedukation zu kognitiven Störungen und anderen Themen (z. B. Aufmerksamkeit, Kommunikation, Gedächtnis, Motivation und Ziele, Arbeit, Stress, Selbstvertrauen, soziales Leben) wurde durchgeführt. Anschließend wurden für jeden Patienten Probleme in diesen Bereichen thematisiert und es folgte eine geleitete Selbstreflexion. Zusätzlich wurden Rollenspiele mit Skillsübungen durchgeführt und Strategien (Skills) zur Problemlösung gesammelt.	Mittelwerte der Prä- und Post-Messungen werden nicht bzw. nur für HIBS berichtet. Angehörige berichten hier von weniger emotionalen und Verhaltensproblemen. Die HIBS-Werte in der Selbst- und Fremdurteil sind nach Therapie etwas geringer. Deutliche Verbesserungen zeigen sich in den 5 SRSI Subtests. Die Verbesserungen sind auch im Follow-up stabil. Es zeigen sich auch signifikante Verbesserungen im psychosozialen Funktionieren (SIP) bei Therapieende und im Follow-up.	Es gibt keine Kontrollgruppe. Es werden nur die Mittelwerte der Baseline berichtet, nicht aber die Post- und Follow-up Werte.

Tabelle 14:
Fortsetzung

Autoren	N (E/C)	Ätiologie, Alter etc.	Studiendesign	Outcome-Variablen	Therapiedauer und -intensität	Therapie	Ergebnisse	Bemerkung
Ownsworth, Fleming, Desbois, Strong & Kuipers, 2006 (Australien)	1	Schweres SHT, 2 ½ J. nach Trauma, männlich	Experimentelle Einzelfallstudie mit A-B-C und A-B Design	SADI, AQ, M-C-SDS, SEC, HADS, plus zahlreiche neuropsychologische Test	16 Wochen, 8 TE	Der Patient musste vier verschiedene Mahlzeiten (z. B. Hühnchenpfanne) zubereiten. Beim metakognitiven Skillstraining (MST) kamen folgende Interventionen zum Einsatz: Rollentausch mit der Instruktion Fehler bei anderen zu erkennen, Checkliste mit Abfolge der Arbeitsschritte, Bewertung und Diskussion der Kochergebnisse, Feedback vom Therapeuten, Videoaufnahme des Kochens mit spätere Analyse, Planung der Arbeitsschritte im Vorfeld, elektronischer Timer zur Erinnerung an Prüfschritte.	Die allgemeine Einsicht (SADI, AQ) in die vorhandenen Probleme verbesserte sich nicht. Die Anzahl der Fehler beim Kochen nahm ab, stieg aber nach Therapieende wieder leicht an.	Bei der Kochaufgabe nahmen schon in der Baseline die Fehler ab.
Ownsworth, Quinn, Fleming, Kendall & Shum, 2010 (Australien)	3	Patienten (AG, TL, MT) mit einem schweren SHT, 2 Männer und 1 Frau, Alter: 37, 43 und 26 Jahre	Experimentelle Einzelfallstudie (A-B-A Design)	Fehlerbeobachtung während der Zubereitung einer Mahlzeit, PCRS	16 TE mit einer Dauer von je 90–120 Min., 4 Baselinesitzungen, 8 Therapiesitzungen, 4 Baselinesitzungen	Alle Patienten mussten in ihrer eigenen Wohnung verschiedene Mahlzeiten (z. B. Spaghetti Bolognese) mit Hilfe von Standardrezepten zubereiten. Baseline: Lob und Anerkennung bei richtiger Zubereitung, beim Auftreten von Fehlern wurden Hinweise gegeben. Metakognitives Skills-Training (5–10 Min.): Vor und nach dem Kochen wurde das Vorgehen (Planung) bzw. das Ergebnis besprochen. Dabei kamen folgende Interventionen zum Einsatz: Leistungsvorhersage, Selbstevaluation, Antizipation von Schwierigkeiten, Rollenwechsel, Videofeedback, Gebrauch unspezifischer Hinweise („Bitte stoppen Sie kurz und überlegen Sie, was Sie jetzt machen sollen.“).	Während der MST kam es bei zwei Patienten (AG, TL) zu einer Reduktion von vom Therapeuten korrigierten Fehlern und Kontrollen. Die beiden Patienten korrigierten sich auch häufiger selbst.	Nur zwei Patienten (AG, TL) haben das A-B-A Design absolviert. Im PCRS überschätzen sich zwei Pat. (AG, TL) noch immer.

Tabelle 14:
Fortsetzung

Autoren	N (E/C)	Ätiologie, Alter etc.	Studiendesign	Outcome-Variablen	Therapiedauer und -intensität	Therapie	Ergebnisse	Bemerkung
Tham et al., 2001 (Schweden)	4	58, 64, 73, 76 J. (17–70 Tage nach Schlaganfall)	experimentelle Einzelfallstudie (A-B-A Design)	AMPS, AAD, LCT, BTT, sustained attention test	A (Ergotherapie): 2 Wochen, 1–2 Std./Tag, 5 Tage pro Woche B (awareness training AT): 4 Wochen, 1–2 Std./Tag, 5 Tage pro Woche	AT: Unterstützung bei der Auswahl einer Trainingsaufgabe (z. B. Mahlzeit zubereiten, Postkarten schreiben), Diskussion über Aufgabenplanung, -durchführung und -evaluation mit Feedback, Realitätserprobungen in der Wohnung des Pat., Konfrontation der Pat. mit Einschränkungen (Neglect) mittels Videofeedback, wiederholte Reflexion des therapeutischen Vorgehens	Alle 4 Patienten zeigten eine deutliche Verbesserung der Krankheitseinsicht bzgl. des vorhandenen Neglects, bei 3 Patienten war diese Verbesserung auch über die zweite Baseline stabil.	
Rebmann & Hannon, 1995 (USA)	3	A (20 J., Aneurysma-Blutung, 15 M. nach Ereignis) B (21 J., SHT, 26 M. nach Ereignis) C (25 J., SHT, 36 M. nach Ereignis)	experimentelle Einzelfallstudie (A-B Design)	Diskrepanz zwischen Gedächtnistest (BMMT)	5–6 Wochen mit 2 TE pro Woche	Feedback und positive Verstärkung (Lob + Lotterietickets) für Reduktion der Diskrepanz zwischen Selbsteinschätzung der Gedächtnisleistung und der tatsächlich gezeigten Leistung	Es zeigt sich eine Reduktion der Diskrepanz zwischen Vorhersage und Leistung bei allen Patienten während der Intervention.	Es fehlen teilweise stabile Baselines.
Toglia, Johnston, Goverover & Dain, 2010 (USA)	4	SHT, 2 Männer, 2 Frauen, 3–5 Jahre nach dem Trauma, 29–50 Jahre	Einzelfalldesign mit Prä- und Postmessung	EFPT, MET, SRSI, AQ, BRIEF-A	9 TE mit je 75 Min., 2× Wo., 5 Wochen	Durchführung von Alltagsaufgaben (Essen zubereiten, Fernsehplan erstellen, Einladungskarte erstellen) mit gestufter Schwierigkeit, freie Auswahl der Aufgaben für die Intervention, anschließend Aufgabenplanung, Einsatz von externen Hilfen in Form von Listen mit Durchführungsschritten; geleitete Antizipation der Herausforderungen, geleitetes Entwickeln von Aufgabenbearbeitungsstrategien, Bei der Durchführung: Fehler erkennen, Strategietraining, Verstärkung der Strategie, Selbstevaluation jeder TE	Alle vier Patienten zeigten eine deutliche Verbesserung. Es werden mehr Strategien eingesetzt, die Probleme besser realisiert, weniger Fehler gemacht und weniger Hilfe angefordert.	Therapieerfolg nicht in allen eingesetzten Tests nachweisbar, Einsicht bei spez. Aufgaben verbessert, aber nicht bei der allgemeinen Einschätzung der Leistungsfähigkeit.

Tabelle 14:
Fortsetzung

Autoren	N (E/C)	Ätiologie, Alter etc.	Studiendesign	Outcome-Variablen	Therapiedauer und -intensität	Therapie	Ergebnisse	Bemerkung
Youngjohn & Altman, 1989 (USA)	19	unterschiedliche Ätiologien (SHT, CVE), Patienten einer Tagesklinik, Therapeuten wählten Patienten mit ISA aus	Prä-Post-Design mit max. 19 Patienten	Wortliste mit 12 Wörtern zum freien Abruf, Rechenaufgabe	Angaben fehlen	Gruppentherapie mit Leistungsvorhersagen, wobei die Vorhersage bei jedem Patienten für alle sichtbar auf eine Tafel geschrieben wurde. Nach der Bearbeitung der Aufgabe wurde die Leistung ebenfalls notiert und Abweichungen zwischen Vorhersage und Leistung thematisiert. Anschließend wurde eine weitere Aufgabe nach dem gleichen Muster durchgeführt.	Die Patienten überschätzen bei beiden Aufgaben (Wortliste merken und Rechenaufgabe) ihre Leistungsfähigkeit. Beim zweiten Durchgang war die Diskrepanz aber signifikant geringer. Bei Wiederholung der Aufgabe nach einer Woche waren die Patienten noch immer vorsichtig in ihrer Einschätzung, aber nicht mehr so genau wie beim ersten Termin.	Stichprobe schwankt zw. 19 und 6, Details der Therapie (z. B. Anzahl der Sitzungen, Testaufgaben, genauer Ablauf der Sitzungen) werden nicht beschrieben.

Anmerkungen: AAD = Assessment of Awareness of Disability, AMPS = Assessment of Motor and Process Skills, AQ = Awareness Questionnaire, BMMT = Brief Multiparametric Memory Test, Randt et al., 1980, BRIEF-A = Behavior Rating Inventory of Executive Function – Adult, BTT = Baking Tray Test, CIQ = Community Integration Questionnaire, C-SDS = Marlowe-Crowne Social Desirability Scale, (E/C) = Anzahl Patienten in der Experimental- und Kontrollgruppe, EFPT = Executive Function Performance Test, HADS = Hospital Anxiety and Depression Scale, HIBS = Head-Injury Behaviour Scale, ISA = impaired self-awareness, Lawton IADL = Lawton Instrumental Activities of Daily Living Scale, LCT = Letter Cancellation Task, MET = Multiple Errands Task, N = Anzahl Patienten, PCRS = Patient Competency Rating Scale, SADI = Self-Awareness Deficits Interview, SEC = Symptom Expectancy Checklist, SIP = Sickness Impact Profile, SQC = Satisfaction with Quality of Care, SRSI = Self-Regulation Skills Interview, TE = Therapieeinheit, WAIS = Wechsler-Intelligenztest für Erwachsene, WCST = Wisconsin Card Sorting Test

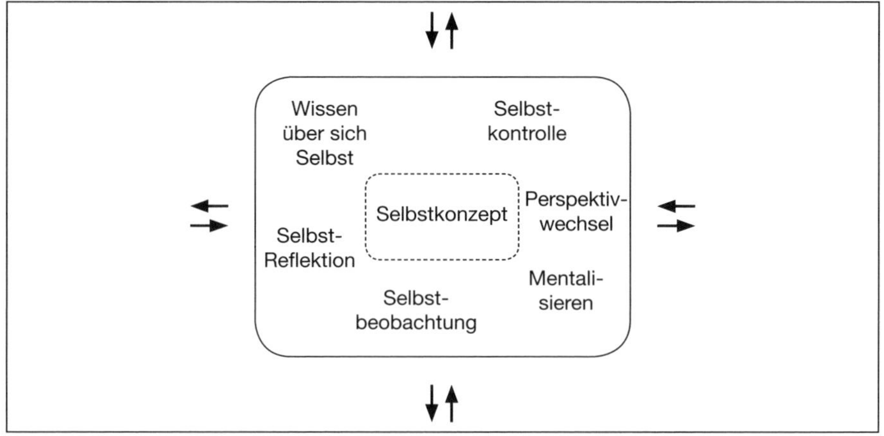

Abbildung 14:
Ansatzpunkte einer auf die Restitution metakognitiver Prozesse abzielenden neuropsychologischen Therapie. Die bidirektionalen Pfeile sollen verdeutlichen, dass eine Stimulation metakognitiver Prozesse nicht nur das selbstbezogene Wissen und Rückmeldungen der Umwelt berücksichtigen muss, sondern auch den Einfluss, den das Wissen auf die Wahrnehmung ausübt.

Bei den auf Restitution abzielenden Interventionen sind es vermutlich vor allem die Interventionen, bei denen eine konzeptgesteuerte Informationsverarbeitung verlangt wird und es zu einer Aktivierung und Reflexion des selbstbezogenen Wissens und dessen Berücksichtigung bei der situationsbezogenen Awareness kommt.

Die Therapie zielt auf die Verbesserung des Wissens über sich Selbst und eine bessere Selbstreflexion ab

Konzept- vs. wahrnehmungsgesteuerte Informationsverarbeitung

Die Wahrnehmung und das Verstehen sind konstruktive Prozesse, bei denen wir nicht nur die aktuellen sensorischen Informationen berücksichtigen, sondern auch bereits gespeichertes Wissen (Vorwissen). Bereits die Auswahl sensorischer Information wird durch das Vorwissen beeinflusst, indem unsere begrenzte Aufmerksamkeit auf für uns relevante Merkmale einer Situation oder eines Objekts gelenkt wird (siehe beispielsweise das Gorilla-Experiment der amerikanischen Psychologen Chabris, Simons & Mallett, 2011). Der Weg von der konkreten sensorischen Information zum abstrakten Wissen wird meist als „aufsteigende" („bottum-up") oder wahrnehmungsgesteuerte Informationsverarbeitung bezeichnet. Der Weg vom Vorwissen zur konkreten sensorischen Information als „absteigende („top-down") oder konzeptgesteuerte Informationsverarbeitung. Datengesteuerte vs. konzeptgesteuerte Informationsverarbeitung sind weitere Bezeichnungen für diese beiden Arten der Informationsverarbeitung. Bei hirngeschädigten Patienten mit einer gestörten Krankheitseinsicht kann davon ausgegangen werden, dass metakognitive Prozesse beeinträchtigt sind und dadurch für bestimmte Aspekte des Verhaltens und Erlebens keine realistische bzw. eine verzerrte Wahrnehmung der eigenen Person und des eigenen Verhaltens erfolgt. Da das Wissen über die eigene Person ein metakognitiver Prozess ist, müssen zur Stimulation auch Interventionen durchgeführt werden, in denen Wissen über sein Selbst aktiviert wird. In der Therapie gilt es daher, gezielt dieses Vorwissen zu aktivieren und mit den Informationen (Rückmeldungen) anderer Personen abzugleichen. Hierbei gilt es auch, zusammen mit dem Patienten zu überprüfen, inwieweit das Vorwissen die Wahrnehmung beeinflusst bzw. verzerrt. Es gilt also zu verstehen, warum und wo es Diskrepanzen zwischen den verschiedenen Wahrnehmungsperspektiven gibt.

Eine weitere Überlegung betrifft die konkrete Umsetzung der „konzeptgesteuerten Stimulation“ und Rahmenbedingungen, in denen eine solche Umsetzung erfolgen kann. Aufgrund der vorausgegangenen Überlegungen zum Selbstkonzept, den zentralen menschlichen Bedürfnissen (z. B. Selbstwertschutz und -erhöhung), den metakognitiven Prozessen, der Bedeutung anderer Personen und Kontexte für die Selbstreflexion ist es vermutlich nicht überraschend, wenn an dieser Stelle ein interpersonelles, aus mehreren Komponenten bestehendes Interventionsmodell vorgeschlagen wird (siehe Abbildung 15).

Die verschiedenen Elemente dieses Interventionsprogramms werden in den nachfolgenden Abschnitten genauer erläutert.

10.3.1 Das therapeutische Setting

Ein therapeutisches Setting ist die Bezeichnung für den Ort, an dem eine Behandlung auf der Grundlage einer bestimmten Behandlungstheorie durchgeführt wird. Das therapeutische Setting ist nicht nur durch Strukturmerkmale (z. B. Rehabilitationsklinik vs. Akutklinik, ambulante vs. stationäre Therapie, Einzel- und Gruppentherapie, Ausstattung der Therapieeinrichtung) charakterisiert, sondern beinhaltet auch Informationen darüber, welche Therapeuten mit welcher Qualifikation und Behandlungstheorie mit dem Patienten interagieren. Ein therapeutisches Setting ist also eine künstliche, vorübergehende Behandlungs- und Lernumwelt.

Der Begriff „therapeutisches Milieu“ ist unscharf definiert

In der neuropsychologischen Literatur wird häufig gefordert, dass die Behandlung hirngeschädigter Patienten, insbesondere von solchen mit einer Störung der Krankheitseinsicht, in einem besonderen *therapeutischen Milieu* stattfinden soll (Prigatano, 2004; Ben-Yishay, 1996). Diese Forderung wird damit begründet, dass aufgrund der oft multiplen Störungen (z. B. Hemianopsie, Gedächtnisstörung und Hemiparese) eine effektive Behandlung nur im Rahmen eines holistischen Behandlungsansatzes in einem interdisziplinären Team (Neuropsychologen, Ärzten, Ergotherapeuten, Physiotherapeuten etc.) mit einem breiten Spektrum an Interventionen, einer festen Tages- und Wochenstruktur und einer offenen und empathischen Kommunikation möglich ist.

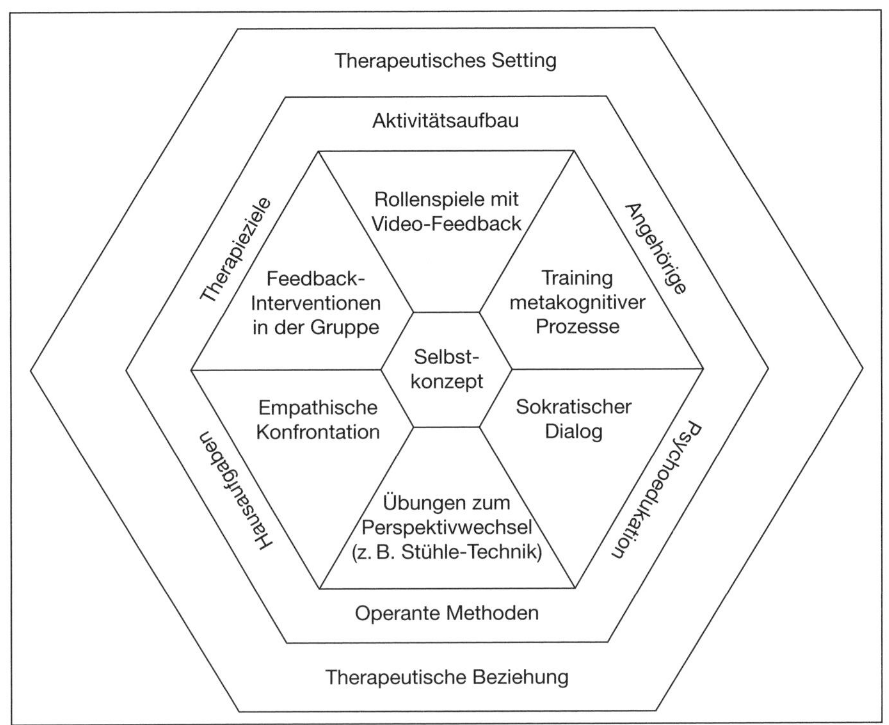

Abbildung 15:
Rahmenbedingungen und Umsetzung einer neuropsychologischen Therapie von Patienten mit einer gestörten Krankheitseinsicht. In dem Modell wird davon ausgegangen, dass es durch die Hirnschädigung zu einer Störung metakognitiver Prozesse gekommen ist und der betroffene Patient dadurch in seiner Bewertung der eigenen Funktionsfähigkeit beeinträchtigt ist. Er hat ein fehlerhaftes metakognitives Wissen und eingeschränkte metakognitive Fähigkeiten. Um das metakognitive Wissen und die metakognitiven Fähigkeiten wieder zu verbessern, erfolgt über interpersonelle Techniken (z. B. empathische Konfrontation) eine spezifische Stimulation des Wissens und der Fähigkeiten. Hierbei werden das Selbstkonzept des Patienten und seine psychologischen Grundbedürfnisse (z. B. Selbstwerterhöhung) berücksichtigt. Entsprechend findet die Behandlung auf der Grundlage einer therapeutischen Beziehung in einem therapeutischen Setting statt und beinhalt auch den Einbezug der Angehörigen, die Vermittlung von Störungs- und Behandlungswissen und einen Aktivitätsaufbau. Der Aktivitätsaufbau ist notwendig, weil dadurch ein abstraktes Diskutieren über Probleme verhindert wird und der Patient situationsbezogen seine Awareness überprüfen und Rückmeldungen erhalten kann. Mittels Hausaufgaben kann überprüft werden, ob die Zustimmung und die Motivation zu in der Therapie erarbeiteten Schritten gegeben ist und in konkretes Verhalten umgesetzt werden kann. Da das nicht immer gelingt, ist häufig zusätzlich eine externe Motivierung in Form eines Token-Programms (operante Methoden) notwendig.

Operante Methoden liefern dem Patienten mittels Konsequenzen Informationen über sein Verhalten

Nimmt man diese Forderung ernst, erscheint eine Behandlung hirngeschädigter Patienten und auch von hirngeschädigten Patienten mit einer gestörten Krankheitseinsicht eigentlich nur im stationären oder teilstationären Rahmen umsetzbar zu sein. Nur in einem solchen Setting kann mit überschaubarem Aufwand eine spezifische interdisziplinäre Behandlungsumwelt mit fester Tagesstruktur realisiert werden. Es muss allerdings kritisch angemerkt werden, dass es vor allem auf den Behandlungsplan mit den festgelegten Therapiezielen ankommt, in welcher Form, in welchem Setting und durch welche Therapeuten die Behandlung erfolgt. Außerdem fehlen empirische Befunde, die darauf hindeuten, dass ein solches Milieu tatsächlich optimal ist.

Auch kann davon ausgegangen werden, dass ein therapeutisches Milieu vor allem deshalb gefordert wird, um (a) den Patienten bei der emotionalen Bewältigung der Erkrankung und den damit verbundenen Behinderungen zu unterstützen und (b) Patienten mit einer verminderten Krankheitseinsicht möglichst selbstwertverträglich mit den Defiziten „empathisch konfrontieren" zu können. Das bedeutet, dass durch das therapeutische Milieu und eine damit verbundene wertschätzende Atmosphäre die „Konfrontationen mit Behinderungen" in ihrer Wirkung auf das Selbstkonzept und den Selbstwert des Patienten „gepuffert" werden kann und die Patienten so mehr über die negativen Botschaften nachdenken und nicht gleich mit Abwehr („self-protection") reagieren.

Besser ist der Begriff „therapeutisches Setting", das entsprechend des Störungs- und Behandlungsmodells gestaltet werden sollte

Holismus ist schwierig zu erreichen, wenn man nicht alle Teile des Ganzen kennt und/oder diese nicht beeinflussen kann

Entsprechend kann daher argumentiert werden, dass es für die Behandlung von Patienten mit einer gestörten Krankheitseinsicht keines holistischen Therapieprogrammes oder eines therapeutischen Milieus bedarf, sondern gut geschulter Therapeuten mit einer fundierten Behandlungstheorie, die der Bedeutung des Selbstkonzepts, dem Bedürfnis nach Selbstwerterhöhung und -verteidigung, dem auf Restitution abzielenden (konzeptgesteuerten) Therapieansatz und der Relevanz von Zielen und operanten Methoden zur Motivationsförderung Rechnung tragen. Deshalb spielt bei der Umsetzung der Therapie nicht der Holismus eine entscheidende Rolle, sondern die interpersonellen und fachlichen Kompetenzen der Behandler und deren Zusammenarbeit im Rahmen eines neuropsychologischen Störungs- und Behandlungsmodells. Wichtig ist auch der Bezug zur Lebenswelt der Patienten. Denn nur im alltäglichen Leben und in direkter Interaktion mit Bezugspersonen können die Patienten die Auswirkungen ihrer kognitiven Störungen auf ihre Selbständigkeit und Funktionsfähigkeit in allen Details erfahren.

Empfehlungen zur Ausstattung

Zur Durchführung einer neuropsychologischen Behandlung mit Fokus auf die Therapie einer gestörten Krankheitseinsicht werden vor allem eine Videokamera, ein Fernseher und ein Flip-Chart zur Aufzeichnung und Rückmeldung des Verhaltens in Rollenspielen oder bei der Analyse des Verhaltens benötigt. Auch das Vorhandensein eines großen mobilen Spiegels zur Spiegelkonfrontation und von computergestützten Trainingsaufgaben (mit Feedback und „Judgement of Performance"-Elementen) ist sinnvoll und hilfreich, um eine gezielte restitutive Stimulation metakognitiver Prozesse (z. B. Selbstmonitoring, Fähigkeit zur Perspektivübernahme) zu erreichen. Sinnvoll ist auch die Überlegung, zwischen Einzel- und Kleingruppentherapie zu wechseln.

10.3.2 Beziehungsaufbau und -gestaltung

Bei der Behandlung von hirngeschädigten Patienten mit einer verminderten Krankheitseinsicht ist eine vertrauensvolle, empathische therapeutische Beziehung eine wichtige und notwendige Voraussetzung. Die zentrale Idee bei der Beziehungsgestaltung ist, das Therapeutenverhalten auf die individuellen Bedürfnisse, Ziele und Motive der Patienten zuzuschneiden (motivorientierte Beziehungsgestaltung), um insbesondere den Beziehungsbedürfnissen der Patienten entgegen zu kommen und dadurch leichter deren Zustimmung („commitment") und Mitwirkung („compliance") für Veränderungsschritte zu bekommen oder zu erhöhen. Eine gute therapeutische Beziehung ist besonders dann wichtig, wenn motivational unattraktive Maßnahmen durchgeführt oder selbstwertbedrohliche Informationen vermittelt werden sollen.

„Commitment" bezieht sich auf die Zustimmung und „Compliance" auf die Mitwirkung des Patienten

Die Anforderungen an eine therapeutische Beziehung sind sicherlich bei hirngeschädigten Patienten nicht ganz so komplex wie beispielsweise bei Patienten mit einer emotional-instabilen oder narzisstischen Persönlichkeitsstörung. Nichtsdestotrotz ist auch bei der Behandlung hirngeschädigter Patienten eine „tragfähige" therapeutische Beziehung notwendig. Die konkrete Beziehungsgestaltung richtet sich nach der Art und dem Ausmaß der vorhandenen Störungen, den konkreten Beziehungsbedürfnissen des Patienten, der Fähigkeit des Patienten, ein Beziehungsangebot wahr- und anzunehmen und dem Stadium der Therapie.

Typischerweise ist das Therapeutenverhalten durch eine spezielle verbale und non-verbale Kommunikation geprägt, die sich u. a. durch Empathie, positive Wertschätzung und Echtheit auszeichnet (siehe Tabelle 15). Allerdings darf das Verhalten nicht nur klassisch „non-direktiv" sein, weil Patienten mit einer gestörten Krankheitseinsicht durch ein solches Therapeutenverhalten in ihrem dysfunktionalen Krankheitsverständnis eher bestärkt als „erschüttert" werden. Die Therapeutin/der Therapeut muss auch empathisch Konfrontieren und „belastete Beziehungen reparieren" können.

Generell sollte das Verhalten des Therapeuten darauf abzielen, mehr über die Bedürfnisse und Wünsche der Patienten und deren Angehörigen zu erfahren und soweit möglich und sinnvoll auf diese einzugehen. Die Therapeuten bieten Hilfe an, zeigen mögliche Wege auf, sprechen Mut zu, hinterfragen Annahmen des Patienten und/oder dessen Angehörigen, aktivieren und motivieren. Letztendlich müssen die Therapeuten auch den Patienten und evtl. auch Angehörige mit bestimmten Informationen konfrontieren bzw. diese in Situationen bringen, in denen diese mit Fehleinschätzungen konfrontiert werden.

Der Beziehungsaufbau findet nicht nur mit dem Patienten, sondern auch mit den Angehörigen statt

Tabelle 15:
Übersicht über wichtige Elemente der Beziehungsgestaltung

Bei der Beziehungsgestaltung spielen nicht nur die häufig erwähnten gesprächspsychotherapeutischen Grundhaltungen eine Rolle

Merkmale	Beispiele
Persönlichkeits- und Ausbildungsmerkmale der Therapeutin/des Therapeuten	Offenheit für Erfahrungen, Verträglichkeit, Gewissenhaftigkeit, kommunikative und therapeutische Kompetenzen
Persönlichkeitsmerkmale und evtl. vorhandene prämorbide psychische Störungen der Patientin/des Patienten	Neurotizismus, Extraversion, Offenheit für Erfahrungen, Verträglichkeit, Gewissenhaftigkeit, psychische Störung (z. B. soziale Phobie, affektive Störung)
Gesprächsverhalten der Therapeutin/des Therapeuten	Empathie, Interaktionsfähigkeit, Interesse, Wärme, Direktheit, Transparenz und Strukturiertheit, Problemorientierung, zielgerichtet, hypothesengeleitet, offene Fragen, aber detaillierte Info erfragend, Schlüsselprobleme benennen, Rückmeldungen geben, anregen, Fähigkeit zur „Beziehungsreparatur“
Situative und Kontextmerkmale	Gestaltung der Praxis, Verfügbarkeit von Informationen

10.3.3 Einbezug der Angehörigen

Wenn möglich sollten Angehörige oder wichtige Bezugspersonen frühzeitig in die Therapie miteinbezogen werden (Klonoff, 2014). Dieser Einbezug ist nicht nur für den diagnostischen Prozess relevant, sondern auch für die Umsetzung der Therapie, da Bezugspersonen wichtige Informationen über das Verhalten der Patienten zuhause in die Therapie einbringen können. Häufig widersprechen die Angaben der Bezugspersonen, denen der Patienten. Solche Diskrepanzen können dann thematisiert und Schritte zur Realitätstestung überlegt und vereinbart werden.

Angehörige sollten – wenn möglich – immer in die Therapie miteinbezogen werden

Wenn Bezugspersonen hierzu in der Lage sind, können sie auch eine Co-Therapeutenrolle einnehmen. Hierzu gilt es mit ihnen ein gemeinsames Störungsmodell zu erarbeiten und daraus ein Behandlungsmodell abzuleiten. Die Beteiligung von Angehörigen ist auch für den Aktivitätsaufbau und die Umsetzung eines Verstärkerprogramms (Token-Programm) sehr wichtig.

10.3.4 Psychoedukation

Unter dem Begriff der Psychoedukation werden alle therapeutischen Maßnahmen zusammengefasst, mit denen Patienten und deren Angehörige über die Krankheit und ihre Behandlung informiert werden. Nach dem Motto „Wissen gibt Sicherheit und reduziert Ängste“ sollen die Patienten und die Angehörigen anhand dieser Informationen ein besseres Krankheitsverständnis entwickeln und der selbstverantwortliche Umgang mit der Krankheit und die Krankheitsbewältigung (z. B. Reduktion von Ängsten) gefördert werden.

Typischerweise wird bei Beginn einer Psychoedukation das bereits bei Patienten und deren Angehörigen vorhandene Störungs- und Behandlungswissen eruiert und im weiteren Verlauf vor dem Hintergrund dieser subjektiven Behandlungsmodelle ein möglichst von allen Beteiligten akzeptiertes übergreifendes Behandlungsmodell erarbeitet. Sukzessive werden dann anhand von Diagrammen, Videofilmen etc. im Einzel- oder Gruppensetting weitere Informationen über die Erkrankung, deren Behandlung, Prognose, Selbsthilfe, Hilfen für Angehörige und mögliche Krisen dargeboten. Zur Psychoedukation gehört auch, die beiden Behandlungssäulen (Restitution und Kompensation) zu skizzieren und die Idee der Kompensation und Restitution abzuleiten (z. B. über entsprechende Fragebögen, Situationsanalysen, Diskriminationsübungen).

Bei Patienten mit einer verminderten Krankheitseinsicht, evtl. noch in Verbindung mit einer Störung des anterograden Gedächtnisses, stellt die Psychoedukation eine große Herausforderung dar. Aus Sicht der Patienten gibt es keine Probleme bzw. die Probleme sind nicht so groß, wie das Umfeld dem Patienten immer suggeriert. Überraschenderweise lassen sich viele betroffene Patienten, trotz der fehlenden Krankheitseinsicht, auf die Therapie ein, was möglicherweise einer impliziten Einsicht geschuldet ist. Von daher sollten hier zuerst die subjektiven Theorien (z. B. „Hatte eine Hirnblutung. Habe noch kleinere Probleme, aber insgesamt geht es mir schon wieder ganz gut.") des Patienten eruiert und anschließend diese subjektive Einschätzung durch allgemeine Informationen zur Erkrankung, deren Folgen und Behandlung ergänzt werden. Das Erarbeiten der Folgen der Erkrankung/Verletzung kann an einem Flip-Chart erfolgen, damit in späteren Therapiesitzungen hierauf immer wieder Bezug genommen und als Erinnerungshilfe genutzt werden kann. Bei dem Erarbeiten der Krankheitsfolgen kann auch das in Abbildung 16 dargestellte JOHARI-Fenster zum Einsatz kommen, mit dem sich der sogenannte „blinde Fleck" im Selbstbild eines Menschen illustrieren lässt.

Da sich bei den betroffenen Patienten die Einsicht nur sehr langsam entwickelt, ist die Psychoedukation der Angehörigen wichtig, damit diese besser zwischen einem „Nicht-Wollen" und einem „Nicht-Können" unterscheiden können. Hiermit ist gemeint, dass „uninformierte" Angehörige im Laufe der Zeit davon ausgehen, dass der Patient/die Patientin eigentlich im Alltag kompetenter sein könnten, dies aber nicht macht, weil er/sie sich beispielsweise nicht anstrengen oder nur für ihn angenehme Aufgaben übernehmen möchte. Die verminderte Anstrengungsfähigkeit („geistige Trägheit") und der verminderte Antrieb lässt sich bei vielen hirngeschädigten Patienten beobachten und ist nicht nur für Patienten mit einer verminderten Krankheitseinsicht charakteristisch.

Die Psychoedukation und natürlich auch die gesamte neuropsychologische Behandlung von Patienten mit einer verminderten Krankheitseinsicht werden häufig durch anterograde Gedächtnisstörungen erschwert. Die betroffenen Patienten können sich oft von einer zu nächsten Therapiesitzung nur wenige Details merken oder berichten von Inhalten, die nicht unbedingt für die Thera-

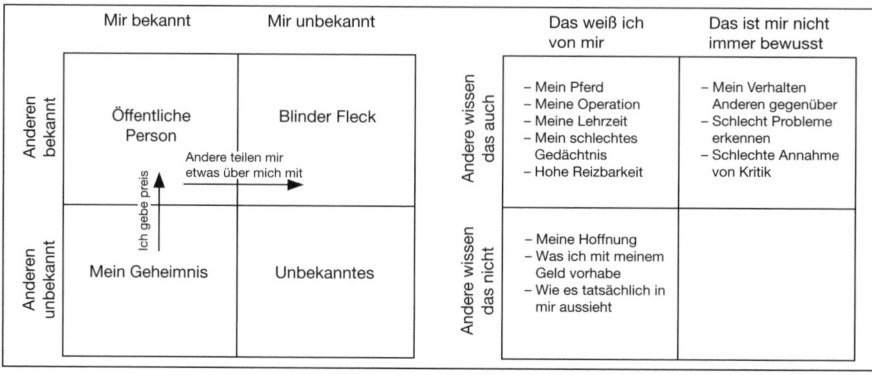

Abbildung 16:
Das JOHARI-Fenster (links) und ein Beispiel einer 32 Jahre alten Patientin mit einer gestörten Krankheitseinsicht (rechts). Das JOHARI-Fenster wurde 1955 von den Sozialpsychologen Joseph Luft und Harry Ingham entwickelt und kann bei der Psychoedukation verwendet werden, um den sogenannte „blinden Fleck" („Anosognosie des Alltags") im Selbstbild eines Menschen zu illustrieren.

pie relevant oder verzerrt sind. Um dennoch die Chancen für therapeutische Fortschritte zu erhöhen, ist es hilfreich, alle wichtigen Elemente einer Therapie mittels eines Flip-Charts oder eines Protokolls festzuhalten. Fortgeschrittene Patienten können evtl. ein Diktiergerät nutzen, um am Ende der Therapiestunden die wichtigsten Punkte festzuhalten. Zuhause kann dann ein Protokoll der Stunde erstellt werden. Zu Beginn einer Therapiestunde sollte im Rahmen einer einleitenden Orientierung nach den wichtigsten Erinnerungen der letzten Therapiestunde gefragt werden. Anschließend können mittels der Aufzeichnungen weitere Inhalte der letzten Therapiestunde rekonstruiert und der rote Faden in der Behandlung weitergeknüpft werden.

Bei der Gefahr einer Selbst- und/oder Fremdgefährdung kann die stationäre Unterbringung indiziert sein

Eventuell muss in der Psychoedukation den Bezugspersonen auch aufgezeigt werden, dass kurzfristig *keine* deutliche Verbesserung der Krankheitseinsicht erzielt werden kann und daher dringend Maßnahmen zum Schutz (z. B. Wegschließen des Autoschlüssels, Einschränkung der Bankvollmacht, Kontrolle der Medikamenteneinnahme) sinnvoll und notwendig sind. Eine Herausforderung besteht auch dann, wenn Patienten noch zusätzlich Gedächtnisstörungen aufweisen und viele Informationen nicht mehr gut behalten können. Von daher beinhaltet die Psychoedukation implizit auch ein Gedächtnistraining, bei dem auch Gedächtnishilfen (Flip-Chart-Aufzeichnungen, Videoaufnahmen, schriftliche Zusammenfassungen jeder Therapieeinheit, Formulieren von Merksätzen) zum Einsatz kommen sollten.

10.3.5 Therapieziele

Der eingangs dieses Buches vorgestellte Patient Herr G. hat bei Behandlungsbeginn angegeben, dass er keine großen Probleme habe. Er hat angegeben, dass es aktuell nur noch kleinere Probleme „im zwischenmenschlichen Bereich" geben würde und er eigentlich zwar noch nicht voll, aber doch weitgehend wieder arbeitsfähig wäre. Entsprechend war ihm auch nicht nachvollziehbar, warum er jetzt eine ambulante neuropsychologische Therapie absolvieren soll. Er konnte auf die Frage nach den Therapiezielen keine konkreten Angaben machen und reagierte auf wiederholtes Nachfragen mit der stereotypen Antwort „Weiß ich nicht". Aufgrund des Verhaltens des Patienten, das relativ typisch für hirngeschädigte Patienten mit einer gestörten Krankheitseinsicht ist, lässt sich sicherlich nachvollziehen, warum ein selbstbestimmtes oder partizipatives Erarbeiten von Therapiezielen mit den betroffenen Patienten nicht oder nur schwer möglich ist. Therapieziele müssen deshalb in einem solchen Fall (ggf. in Abstimmung mit den Angehörigen) von der Therapeutin/dem Therapeuten dem Patienten vorgegeben werden.

Zielsetzung bei Patienten mit einer Demenz

Es gibt zahlreiche Studien, in denen gezeigt wurde, dass bei Patienten mit einer Demenz nicht nur das Gedächtnis, die Aufmerksamkeit, das Planen und Problemlösen gestört sind, sondern auch die Einsichtsfähigkeit (für eine Übersicht siehe Clare, 2004, 2010). Es wird sogar argumentiert, dass sich die Einsichtsfähigkeit in dem Maße verringert, in dem die Krankheit fortschreitet. Aus qualitativen Studien gibt es zwar Hinweise darauf, dass auch Patienten mit einer schweren dementiellen Erkrankung noch einen gewissen Grad an Einsicht haben können (Clare et al., 2008), allerdings ist diese Einsicht nicht ausreichend, um zielgerichtet handeln zu können. Von daher ist das Ziel einer Wiederherstellung der Einsicht bei Patienten mit einer Demenz nicht realistisch und sinnvoll.

Mit zunehmender Demenz schwindet die Krankheitseinsicht

Die Zuweisung von Therapiezielen erscheint auf den ersten Blick problematisch. Auf den zweiten Blick und unter Berücksichtigung der Forschungsergebnisse zur Zielsetzung weniger kritisch (Gauggel, 2011). Entscheidend bei der Zuweisung von Zielen ist, dass im Therapieverlauf versucht wird, die Zustimmung des Patienten zu den Zielen zu erreichen („goal commitment"). Entsprechend sollte diese Zustimmung immer wieder thematisiert und versucht werden, dieses Commitment zu erarbeiten (siehe Tabelle 16). Ein solches Einfordern kann beispielsweise mit einem Ziel-Zustimmungs-Fragebogen oder ganz einfach im Gespräch erfolgen. Es kann aber auch mit der therapeutischen Beziehung und Vertrauen in die Bezugspersonen/Angehörigen gearbeitet werden.

Es empfiehlt sich, im Gespräch Zustimmungen der Patienten nicht sofort zu glauben, sondern wiederholt zu hinterfragen („Wie könnten Sie mich davon überzeugen, dass Sie mit dem Ziel einverstanden sind?, Wie könnten Sie mich davon überzeugen, dass Sie dem Ziel zustimmen?"). Es sollten auch immer konkrete Belege für ein Commitment eingefordert werden (z. B. im Rahmen der Durchführung bestimmter Hausaufgaben).

Ist eine Zustimmung vorhanden, beeinflusst die Zielsetzung die Leistung/das Verhalten durch verschiedene Mechanismen (Gauggel, 2011): Ziele lenken die Aufmerksamkeit auf zielrelevante Tätigkeiten hin. Zielirrelevante Tätigkeiten werden in den Hintergrund gedrängt. Ziele beeinflussen die Intensität, Ausdauer und Persistenz des Verhaltens und haben dadurch eine motivationssteigernde Funktion. Höher gesteckte, herausfordernde Ziele führen zu einer besseren Leistung als leichte Ziele (Gauggel, 2011; Hart & Evans, 2006). Schließlich wirken sich Ziele indirekt auch auf die Tätigkeiten an sich aus, indem sie die Aneignung und Anwendung von aufgabenrelevantem Wissen und von adäquaten Arbeitsstrategien ankurbeln.

Tabelle 16:
Der Ziel-Zustimmungs-Fragebogen von Hollenbeck et al. (1989)

1	*Es fällt mir schwer, dieses Ziel ernst zu nehmen.**	1 – 2 – 3 – 4 – 5
2	*Ehrlich gesagt, es ist mir egal, ob ich dieses Ziel erreiche oder nicht.*	1 – 2 – 3 – 4 – 5
3	Ich fühle mich innerlich stark verpflichtet, dieses Ziel zu verfolgen.	1 – 2 – 3 – 4 – 5
4	*Es würde mir nicht viel ausmachen, dieses Ziel aufzugeben.*	1 – 2 – 3 – 4 – 5
5	Ich denke, dieses Ziel ist es wert, sich dafür einzusetzen.	1 – 2 – 3 – 4 – 5

Anmerkungen: Die Antworten werden auf einer 5-stufigen Likert-Skala erhoben, mit den Polen 5: „stimme voll zu“, 4: „stimme zu“, „3: teils-teils“, 2: „stimme nicht zu“ und 1: „stimme überhaupt nicht zu“. *Die Items 1, 2 und 4 sind kursiv formatiert, weil sie bei der Auswertung umgepolt werden müssen. Die Antworten werden unter Beachtung der Polung zu einem Summenwert addiert und durch 5 geteilt. Ein hoher Wert weist auf eine hohe Zustimmung hin.

Genauso wie bei der Psychoedukation kann das Erarbeiten von Zielen im Verlauf einer Therapie immer wieder von neuem beginnen, weil ursprünglich festgelegte Ziele modifiziert bzw. an neue Gegebenheiten angepasst werden müssen. Zum Erarbeiten von Zielen empfehlen sich das Goal Attainment Scaling oder daran angelehnte Varianten mit Zielleitern oder -treppen. Wichtig ist, dass die Ziele möglichst spezifisch und konkret, messbar (Quantität/Qualität), attraktiv (lohnend/herausfordernd), realistisch (machbar unter den gegebenen Voraussetzungen) und terminiert (zeitlich fixiert) sind (SMART-Regel). Es empfiehlt sich noch zusätzlich die vereinbarten Ziele schriftlich zu fixieren oder auf Video aufzunehmen, damit die Patienten später mit den Vereinbarungen und unrealistischen Zielsetzungen „konfrontiert“ werden können (siehe Abbildung 17 für ein Beispiel einer Zielsetzungsskalierung).

10.3.6 Therapeutische Hausaufgaben

Hausaufgaben fördern die Eigeninitiative und intensivieren die Therapie

Der Punkt „Therapeutische Hausaufgaben“ verdient hier einen eigenen Abschnitt, weil er für eine neuropsychologische Therapie, die im ambulanten Setting normalerweise einmal in der Woche stattfindet, von besonderer Bedeutung ist. Mit Hilfe von Hausaufgaben kann nicht nur die Therapieintensität erhöht werden, sondern auch der Aktivitätsaufbau gefördert und das Engagement und Commitment des Patienten in der Therapie überprüft werden (siehe auch Fehm & Helbig, 2008; Helbig, 2015). Zusätzlich ist es möglich Therapieinhalte in den Alltag des Patienten zu transferieren und für eine stärkere

Probleme	Ziele	Strategien
Termine und Ereignisse vergessen; abgesprochene Aufgaben werden nicht durchgeführt	Termine mit Hilfe eines Terminkalenders wahrnehmen	Einüben des Gebrauchs eines Terminkalenders und evtl. eines Diktiergeräts
Streit mit Partner wegen Bagatellisierung von Problemen; Kritik durch Partner wegen nicht Einhalten von Absprachen	weniger Konflikte und Streitereien mit dem Partner; den Einschätzungen des Partners glauben; sich erkundigen, ob eine Aufgabe richtig gelöst wurde	Feedback-Interventionen in Verbindung mit der Etablierung eines Token-Programms; empathische Konfrontationen; Selbstreflexions-Übungen

Abbildung 17:
Beispiel einer Zielsetzung bei einem Patienten mit einer gestörten Krankheitseinsicht für eine anterograde Gedächtnisstörung

Generalisierung möglicher Therapieeffekte zu sorgen (siehe den folgenden Kasten für eine Liste mit möglichen Hausaufgaben). Bei der Behandlung von hirngeschädigten Patienten kommt noch hinzu, dass mit Hilfe von Hausaufgaben kontinuierlich Realitätsüberprüfungen stattfinden können.

Hausaufgaben zur Diagnostik bei und Therapie von hirngeschädigten Patienten mit einer gestörten Krankheitseinsicht

- Symptomprotokolle und -tagebücher führen
- Fragebögen ausfüllen
- Bestimmte Erfahrungen berichten
- Aktivitäten protokollieren
- Stimmungen und Verhaltensweisen erkennen und notieren
- Informationen sammeln bzw. von anderen Personen einholen
- Liste mit Pro- und Kontra-Argumenten erstellen
- Einen Lebenslauf erstellen
- Eine Selbstbeschreibung erstellen
- Ein Video mit einer Selbstbeschreibung erstellen
- Literatur lesen und Fragen dazu beantworten
- Ein Video anschauen und Fragen beantworten
- Im Internet recherchieren
- Ein Video über sich und sein Umfeld erstellen
- Abgesprochene soziale Kontakte wieder aufnehmen
- Überprüfung von Überzeugungen im Alltag (Realitätstestungen)
- JOHARI-Fenster ausfüllen
- Rückmeldungen über ein bestimmtes Verhalten einholen

Werden Hausaufgaben aufgegeben müssen diese so konzipiert sein, dass sie vom Patienten auch prinzipiell bewältigt werde könne. Sie dürfen weder zu leicht und belanglos, noch zu schwierig und zeitaufwendig sein. Außerdem sollten sie auf die individuellen Fähigkeiten des Patienten zugeschnitten sein und ihm die Möglichkeit bieten, neue Erfahrungen zu sammeln. Werden Hausaufgaben nicht gemacht, besteht das Problem meistens darin, dass die Therapeuten diese Empfehlungen nicht ausreichend beachtet haben. Möglicherweise haben sie das Commitment und die Leistungsfähigkeit des Patienten überschätzt. Wichtig bei Hausaufgaben ist auch, dass diese in der darauffolgenden Stunde ausführlich nachbesprochen werden und evtl. sogar eine operante Verstärkung für die Aufgabenerledigung erfolgt. Bei der Behandlung von hirngeschädigten Patienten mit einer gestörten Krankheitseinsicht, dienen Hausaufgaben auch zur Realitätsüberprüfung. Entsprechend werden nicht alle Hausaufgaben einen positiven Ausgang für den Patienten haben, weil das Ergebnis der Hausaufgabe nicht mit den Erwartungen des Patienten übereinstimmt. Nach solchen negativen Rückmeldungen ist es wichtig zu prüfen, wie die negative Rückmeldung vom Patienten bewertet wird und inwieweit das negative Ergebnis die Therapiemotivation beeinflussen.

Hausaufgaben liefern auch Informationen über tatsächliche Verhaltensänderungen

Therapeutische Hausaufgaben

Kanfer und Kollegen (2012) weisen darauf hin, dass als Kriterium für eine effektive Veränderung eines Patienten nicht dessen verbale Aussagen in der Therapie, sondern nur konkrete Veränderungen in dessen Alltagsleben zählen. Aus Sicht von Kanfer und Reinecker sind die Aktivitäten und Veränderungen des Patienten zwischen den Sitzungen und nicht so sehr innerhalb der jeweiligen Therapiestunde entscheidend. Hausaufgaben sind also ein zentrales Mittel, um konkrete Veränderungen im Verhalten des Patienten zu prüfen.

10.3.7 Operante Methoden

Verhalten wird auch über die Konsequenzen beeinflusst, die auf das Verhalten folgen

Operante Methoden werden im klinischen Kontext zur Veränderung dysfunktionaler Verhaltensweisen eingesetzt und basieren auf den Erkenntnissen zum instrumentellen (operanten) Lernen (Ramnero & Torneke, 2008). Die wichtigste Erkenntnis des instrumentellen oder operanten Lernens ist, dass die Auftretenswahrscheinlichkeit des Verhaltens durch die nachfolgende Konsequenz beeinflusst werden kann. Durch eine genaue Beobachtung des Verhaltens und der nachfolgenden Konsequenzen kann mit Hilfe der Theorie des operanten Lernens erklärt werden, warum ein bestimmtes Verhalten auftritt und aufrechterhalten wird. Ein solches operantes Erklärungsmodell wird bei der kognitiven Verhaltenstherapie vor Beginn einer Behandlung für jedes Problemverhalten erstellt und während der Therapie genutzt. Man spricht in diesem Zusammenhang von einer Mikroanalyse beziehungsweise von einer Verhaltensanalyse anhand des SORKC-Modells. In Abbildung 18 ist eine solche Mikroanalyse für eine hirngeschädigte Patientin mit einer gestörten Krankheitseinsicht dargestellt.

Operante Methoden können einzeln, aber auch im Rahmen eines Token-Programms (Belohnungs- und Bestrafungsprogramm) eingesetzt werden (Thöne-Otto, Schellhorn & Wenz, in Druck). Mit ihrer Hilfe soll unerwünschtes Verhalten reduziert und erwünschtes Verhalten aufgebaut werden (siehe Tabelle 17 für eine Übersicht über die wichtigsten operanten Prinzipien zur Verhaltensmodifikation).

Situation S	Organismus O	Reaktion R	Kontingenz K	Konsequenz C
Der Vater der Patientin, weist diese auf eine unerledigte Aufgabe im Haushalt hin.	anterograde Gedächtnisstörung, Grundannahme: „Ich habe keine großen Probleme und kann alleine über mein Leben bestimmen."	**Verhalten:** weist Kritik zurück **Kognitionen:** „Warum muss mein Vater mich wieder kritisieren." „Ich habe meine Aufgaben erledigt." **Emotionen:** Ärger **Körper:** Anspannung	umittelbar/ mittelbar	**¢⁻:** Anspannung verringert sich, Patientin muss Aufgabe nicht mehr erledigen und bekommt zukünftig weniger Aufgaben übertragen **C⁻/¢⁺:** vermehrt Vorwürfe der Eltern, Rückzug der Eltern

Abbildung 18:
Beispiel einer Mikroanalyse (SORKC-Modell) einer 30-jährigen hirngeschädigten Patientin mit einer verminderten Krankheitseinsicht und anderen kognitiven Störungen (siehe Fallbeispiel am Ende dieses Buches)

Operante Methoden haben sich bei der Behandlung von Patienten mit Verhaltensstörungen (z. B. Störungen des Sozialverhaltens, Aufmerksamkeits- und Hyperaktivitätsstörung, oppositionellen Trotzstörungen) sehr bewährt und sind insbesondere zur Behandlung bei Verhaltensstörungen von Kindern und Jugendlichen unverzichtbar (Linderkamp, 2009). Beim Biofeedback und in der Selbstmanagement-Therapie (Kanfer, Reinecker & Schmelzer, 2012) spielen sie ebenfalls eine wichtige Rolle. Ein zentraler Unterschied ist allerdings, dass die Patienten im Rahmen der Selbstmanagement-Therapie lernen sollen, ihr eigenes Verhalten zielgerichtet zu beeinflussen. Diese kann u. a. durch die Selbstverstärkung bestimmter gewünschter Verhaltensweisen erfolgen. Bei hirngeschädigten Patienten ist ein solches Selbstmanagement aufgrund der verschiedenen kognitiven Defizite häufig nicht umsetzbar. Es ist auch nicht umsetzbar, weil eine zentrale Voraussetzung des Selbstmanagements darin besteht, dass der betroffene Patient ein weitgehend intaktes Störungsbewusstsein hat. Nur wenn die Patientin/der Patient seine Probleme erkennt, kann sie ihr/er sein Verhalten verändern.

Eine wichtige Voraussetzung bei der Anwendung operanter Prinzipien ist der enge Einbezug der Bezugspersonen, da diese bei einer ambulanten Behandlung mit entsprechenden Konsequenzen (z. B. Respone Cost, Time out) auf das unerwünschte Verhalten reagieren müssen. Im stationären Setting ist ein gut geschultes Therapeuten- und Pflegeteam notwendig, um mit Hilfe von operanten Methoden unerwünschtes Verhalten zu modifizieren. Die klinische Erfahrung zeigt, dass der Einsatz operanter Methoden gut vorbereitet werden muss und auch in stationären Einrichtungen der Einbezug des therapeutischen und Pflegeteams nicht einfach zu realisieren ist.

Beim „Response Cost"-Verfahren werden Belohnungen oder positive Faktoren entzogen

Tabelle 17:
Übersicht über die wichtigsten operanten Prinzipien zur Verhaltensmodifikation

Allgemeine Methoden		Methoden zum Aufbauen von Verhalten		Methoden zur Reduktion von Problemverhalten	
Gelenktes Üben („guidance“)	Direkte Anleitung und Unterstützung einer Person bei der Durchführung einer Aufgabe	Positive Verstärkung („positive reinforcement“)	Kontingente Darbietung eines Reizes (Ereignisses), der die Wahrscheinlichkeit für das Auftreten einer Reaktion erhöht	Stimuluskontrolle („stimulus control“)	Kontingente Veränderung von Umweltreizen auf ein Verhalten hin, die die Wahrscheinlichkeit für das Auftreten dieses Verhaltens verringert
Modell-Lernen („modeling“)	Reaktion einer Person, die mit der Reaktion einer Modellperson vergleichbar ist	Verstärkerpläne („reinforcement schedule“)	Art der Darbietung von Verstärkern (Zeit und/oder Rate)	Extinktion („extinction“)	Zurückhalten von Verstärkern für ein Verhalten, das die Wahrscheinlichkeit für das Auftreten dieses Verhaltens verringert
Reizausblendung („fading“)	Graduelle Veränderung eines Reizes, die dazu führt, dass die Reizkontrolle von dem Reiz auf einen anderen Reiz übergeht	Verhaltensformung („shaping“)	Differentielle Verstärkung von Verhaltensweisen, die sich einem Zielverhalten annähern	Differentielle Verstärkung („differential reinforcement“)	Durch die selektive Verstärkung alternativer Verhaltensweisen wird nicht akzeptiertes Verhalten gelöscht
Reaktionsverkettung („chaining“)	Eine Sequenz von diskriminativen Reizen und Reaktionen. Jede Reaktion verursacht Veränderungen in der Umwelt, die dann wiederum als diskriminative Reize für eine erfolgreiche Reaktion dienen und ebenfalls als konditionierter Verstärker für die vorausgehende Reaktion wirkt	Münzverstärkung („token economies“)	Ein Verhaltensmodifikationssystem, bei dem generalisierte Verstärker ausgetauscht werden	Auszeit-Methode („time-out from positive reinforcement“)	Eine Methode, bei der eine Person in eine Situation gebracht wird, in der sie keinen Zugang zu verstärkenden Reizen oder Konsequenzen hat

Tabelle 17:
Fortsetzung

Allgemeine Methoden		Methoden zum Aufbauen von Verhalten		Methoden zur Reduktion von Problemverhalten	
		Negative Verstärkung („negative reinforcement“)	Kontingente Wegnahme eines Verstärkers, die die Wahrscheinlichkeit für das Auftreten einer Reaktion erhöht	Bestrafung („punishment“)	Kontingente Darbietung eines Reizes auf ein Verhalten hin, die die Wahrscheinlichkeit für das Auftreten dieses Verhaltens verringert
				Reaktionskosten („response cost“)	Kontingente Wegnahme eines positiven Verstärkers
				Kompensation („overcorrection“)	Ein Patient muss die Folgen seines unangemessenen Verhaltens großzügig wiedergutmachen

Bei hirngeschädigten Patienten mit einer gestörten Krankheitseinsicht ist der Einsatz von operanten Methoden vor allem zum Abbau von Verhaltensstörungen (Wutausbrüche, Streiten, impulsives und unüberlegtes Verhalten, distanzgemindertes Verhalten, Lügen, Frechheiten, Nicht-Befolgen von Anweisungen usw.) hilfreich (Thöne-Otto, Schellhorn & Wenz, in Druck). Zusätzlich können mit ihnen bestimmte Aktivitäten (z. B. Übernahme von Aufgaben im Haushalt, Erledigen von Hausaufgaben, Einhalten von Verpflichtungen) und eine geregelte Tagesstruktur aufgebaut werden. Auch bei der Durchführung der nachfolgend beschriebenen Interventionen können operante Methoden, beispielsweise in Form eines positiven Feedbacks oder einer sozialen Verstärkung, eingesetzt werden.

10.3.8 Stimulation metakognitiver Prozesse

Die restitutive Therapie metakognitiver Prozesse erfolgt durch verbale und non-verbale Interventionen, die darauf abzielen,

a) den betroffenen Patienten eine möglichst selbstwertverträgliche Rückmeldung über ihr dysfunktionales Verhalten und ihre falsche Sicht der Dinge zu geben (empathische Feedback-Interventionen bzw. empathische Konfrontationen),
b) den betroffenen Patienten mit Hilfe von Perspektivwechseln (Perspektivwechsel-Interventionen) die Sicht anderer Personen zu vermitteln,
c) die betroffenen Patienten dazu zu bringen, die Logik und Konsequenzen ihres Denkens zu hinterfragen,
d) die betroffenen Patienten dazu zu bringen, mehr über sich selbst nachzudenken und/oder
e) das Wissen der betroffenen Patienten über sich selbst zu verbessern.

Dysfunktionale Überzeugungen lassen sich nicht alleine mit sokratischem Dialog verändern

Die Interventionen zielen auf neuronaler Ebene darauf ab, die geschädigten neuronalen Systeme, die für die Realisierung metakognitiver Prozesse (z. B. Selbstwahrnehmung) relevant sind, zu stimulieren und dadurch das selbstbezogene Denken (Fähigkeit zur Selbstreflexion) und Wissen zu verbessern. Im Gegensatz zu den Vorschlägen von Luppen und Stavemann (2013) wird dabei nicht nur eine Gesprächsführung empfohlen, die von systemimmanenten nondirektiven Gesprächen über die logische, empirische, hedonische und/oder normative Disputationen reicht, sondern auch eine Gesprächsführung mit empathischer und direktiver Konfrontation. Zusätzlich werden Realitätsüberprüfungen durchgeführt und Verhaltenspläne etabliert.

„The Three Christs of Ypsilanti“ – Veränderung dysfunktionaler Überzeugungen

Der Sozialpsychologe Milton Rokeach hat von 1959 bis 1961 im Ypsilanti State Hospital in Michigan eine interessante Studie durchgeführt, in der schizophrene Patienten mit einer verminderten Krankheitseinsicht beteiligt waren (Rokeach, 1964). In diesem Krankenaus hat er drei Männer zusammengebracht und über fast zwei Jahre beobachtet, bei denen eine psychotische Störung diagnostiziert worden war und die sich allesamt für Jesus

Christus hielten. Rokeach wollte mit seiner Studie mehr über das innere Glaubenssystem von Menschen und dessen Veränderbarkeit erfahren. Er ging davon aus, dass die drei Patienten ihre wahre Identität anerkennen würden, wenn sie mit anderen Personen, die sich ebenfalls für Christus hielten, konfrontiert werden.

Zu diesem Zweck sorgte er dafür, dass die drei Männer in dem Krankenhaus eng zusammenlebten, ihre Betten nebeneinander hatten, am selben Tisch aßen und gemeinsame Aufgaben in der Krankenhauswäscherei zugewiesen bekamen. Die drei Männer entwickelten relativ schnell jeweils unterschiedliche Erklärungen dafür, dass die zwei anderen auch angaben, Jesus Christus zu sein (z. B. „Sie sind nicht wirklich am Leben, nur die Maschinen in ihnen sprechen. Die anderen können nicht Jesus sein, weil sie ja offensichtlich Patienten in einer psychiatrischen Anstalt sind."). Damit sich die drei Männer intensiv mit ihrem Wahn auseinandersetzten und auch darüber sprachen, fanden anfangs täglich gemeinsame Gespräche statt, die von Rokeach geleitet wurden. Bei diesen Treffen wurden verschiedene Themen wie Familie, Kindheit, Beruf usw. angesprochen. Es wurde aber immer wieder auch das Problem der eigenen Identität thematisiert.

Die Gespräche wurden teilweise sehr emotional geführt. Nach mehreren Wochen kam es sogar zu einer körperlichen Auseinandersetzung (Ohrfeige) zwischen den Dreien, der noch zwei weitere tätliche Auseinandersetzungen folgten. Danach verhielten sich die drei Patienten für den Rest der Studie friedlich, obwohl jeder nach wie vor daran festhielt, Jesus Christus zu sein. Nach zwei Monaten übergab Rokeach die Gesprächsleitung den Männern, die abwechselnd über breit gestreute Themen wie aktuelle Ereignisse, Filme, Politik, Religion etc. diskutierten. Allerdings sprachen sie nicht mehr über ihre eigene Identität. Wenn das Thema dennoch Erwähnung fand, wechselten die anderen das Gesprächsthema. Im Verlauf der zweijährigen Studie versuchte Rokeach immer wieder, mehr über die Gedankenwelt seiner Patienten zu erfahren, ohne allerdings deutlich mehr zu erfahren und das Denken der Drei entscheidend verändern zu können.

Die Studie von Rokeach weist auf einige Punkte hin, die auch bei der Therapie von hirngeschädigten Patienten mit einer gestörten Krankheitseinsicht eine Rolle spielen können:

(1) Eine Veränderung dysfunktionaler Überzeugungen ist langwierig und nicht notwendigerweise erfolgreich,
(2) die Einsicht in eine pathologische Veränderung, beziehungsweise in die Dysfunktionalität des eigenen Denkens, erfolgt nicht abrupt,
(3) eine Therapie beinhaltet immer auch die mehr oder weniger starke (empathische) Konfrontation des Patienten mit seinen verzerrten/dysfunktionalen Ansichten,
(4) eine massive Konfrontation ohne sorgfältige Vorbereitung (z. B. Aufbau einer stabilen therapeutischen Beziehung) kann aufgrund des Bedürfnisses nach Selbstwertschutz zu Reaktanz führen, und

(5) Patienten mit einer gestörten Krankheitseinsicht können Probleme bei anderen Patienten, aber nur schwer an sich erkennen.

Allerdings gibt es auch Unterschiede zwischen der Störung einer Krankheitseinsicht bei schizophrenen Patienten und hirngeschädigten Patienten. Die Patienten in der Studie von Rokeach wiesen eine psychotische Störung mit komplexer Symptomatik auf. Es handelte sich vermutlich eher um chronisch kranke Patienten mit formalen und inhaltlichen Denkstörungen sowie mit begleitenden kognitiven Störungen. Hinzu kommt, dass Rokeach keine systematische Therapie und auch keine entsprechende Evaluation durchgeführt hat.

Feedback-Interventionen bestehen aus einer informativen und emotionalen Komponente

Feedback-Interventionen sind der Aufgabe oder der Aufgabenumgebung hinzugefügte Elemente, die dem Aufgabenausführenden Informationen über Aspekte seiner Leistung geben (Claiborn & Goodyear, 2005; Kluger & DeNisi, 1996). Feedback-Interventionen sind also Eingriffe von außen, mit denen das Verhalten und Denken der Person beeinflusst werden soll, die das Feedback erhält. Feedback hat eine informative und eine emotional-motivationale Komponente, wobei die Wirkung eines Feedbacks ganz entscheidend von dessen Interpretation durch den Empfänger abhängt. Diese Interpretation wird durch die therapeutische Beziehung und die Art und Weise, wie ein Feedback gegeben wird, beeinflusst. Anhand von Rückmeldungen soll der Patient darauf aufmerksam gemacht werden, wie sein Verhalten von Anderen erlebt wird und was dieses Verhalten für diese bedeutet. Mit Rückmeldungen kann der Patient über Bedürfnisse und Gefühle anderer Personen informiert werden. Zusätzlich kann der Patient mit Hilfe des Feedbacks auch darüber informiert werden, welche Veränderungen in seinem Verhalten anderen Personen gegenüber die Zusammenarbeit mit ihm erleichtern würden.

Die Bewertung des Feedbacks durch den Empfänger ist zentral für den Effekt, den das Feedback hat

Bei einem Gesprächsführungstraining lernen die Teilnehmer daher verschiedene „Feedback-Regeln" (siehe z.B. Fengler, 1998). Diese Regeln sind hilfreich, um das Auftreten selbstwertprotektiven Verhaltens gerade am Anfang der Behandlung möglichst gering zu halten. Damit kann sich die Chance auf das Erreichen einer Verhaltens- und/oder Einstellungsänderung erhöhen (siehe Tabelle 18).

Diese Feedback-Regeln sollte jeder Therapeut beachten und bei deren Anwendung die Bedürfnisse des Patienten und die Qualität der therapeutischen Beziehung nicht aus dem Auge verlieren. Ohne eine vorsichtige Anwendung und einen dosierten Einsatz eines negativen Feedbacks kann dieses nämlich schnell zu einem zweischneidigen Schwert werden (siehe Tabelle 19; Richardson, McKay & Ponsford, 2015). Von daher wird in diesem Buch auch die Bezeichnung „empathische Konfrontation" verwendet, wenn es um eine unmittelbare negative Rückmeldung geht. Deutlich werden soll aber auch, dass ein negatives Feedback ganz unterschiedliche emotionale Qualitäten für den Empfänger haben kann (siehe auch Abbildung 3) und die Reaktion des Empfängers von der Interpretation bzw. Bewertung des Feedbacks durch den Empfänger abhängt.

Tabelle 18:
Übersicht über wichtige Feedback-Regeln in der Gesprächsführung mit hirngeschädigten Patienten mit einer Störung der Krankheitseinsicht

Regel	Umsetzung
Negatives Feedback von der Qualität der therapeutischen Beziehung abhängig machen	Negatives Feedback nur geben, wenn eine gute therapeutische Beziehung besteht
Möglichst konkret und beschreibend	Dem Empfänger eine möglichst konkrete Beschreibung seines Verhaltens geben; die Rückmeldung soll nachprüfbar sein.
Rechtzeitig	Rückmeldungen möglichst unmittelbar auf das gezeigte Verhalten
Angemessen	Bedürfnisse aller beteiligten Personen berücksichtigen
Nicht zu viel auf einmal	Nicht mehr Informationen liefern, als der Empfänger verarbeiten kann
Reaktion auf das Feedback vorhersehen	Ziele des Feedbacks definieren; wie könnte der Empfänger reagieren? Bei reaktantem Verhalten prüfen, ob Beziehungsreparatur notwendig ist.

Tabelle 19:
Mögliche Reaktionen auf ein negatives Feedback

Strategie	Anmerkung
Bemühung, durch Anstrengung die Diskrepanz zu reduzieren	Diese Strategie wird hauptsächlich dann gewählt, wenn die betreffende Person ein gutes Problembewusstsein hat und an einer Veränderung interessiert ist
Ziel zurückweisen oder aufgeben	Diese Strategie wird hauptsächlich dann gewählt, wenn die betreffende Person es für unwahrscheinlich hält, dass Handeln die Diskrepanz reduziert
Ziel verändern, anstatt es ganz zurückzuweisen	Demnach senken Personen ihre Ambitionen bei negativem Feedback und erhöhen ihre Ambitionen bei positivem Feedback
Feedback oder Quelle des Feedbacks zurückweisen oder abwerten	Diese Strategie tritt häufiger bei negativem als bei positivem Feedback auf

Trotz der aufgeführten Gefahren eines negativen Feedbacks und der damit einhergehenden emotionalen Aktivierung, wird ohne ein solches Feedback bei hirngeschädigten Patienten mit einer gestörten Krankheitseinsicht keine Restitution der zugrundeliegenden kognitiven Prozesse realisierbar sein. Entsprechend wird auch keine Verhaltensänderung zustande kommen (Schmidt, Lannin, Fleming & Ownsworth, 2011).

Das Feedback ist eine wichtige therapeutische Intervention, um andere Personen zum Nachdenken über ihr Verhalten und/oder ihre Einstellungen anzuregen, damit diese gegebenenfalls ihre Einstellung und ihr Verhalten verändern. Ein Feedback enthält eine informative, aber auch eine wertende und damit emotionale Komponente (siehe Kluger & DeNisi, 1996; Hattie & Timperley, 2007). Wird ein Feedback vom Patienten als selbstwertbedrohlich (d. h. als falsch, gemein, unsachlich, kränkend etc.) interpretiert, wird häufig auch die Quelle des Feedback abgewertet und/oder das Feedback als irrelevant angesehen. In der Serie „Deutschland sucht den Superstar" zeigt sich sehr anschaulich, welche Wirkung eine abwertende Rückmeldung auf zugegebenermaßen häufig selbstüberschätzende Kandidatinnen und Kandidaten hat.

Von daher spielt, neben der Art wie ein Feedback gegeben wird, auch die Glaubwürdigkeit des Feedbackgebers und das Vertrauen, das der Patient in den Feedbackgeber (Therapeuten etc.) hat, eine wichtige Rolle. Durch eine intensive Beziehungsarbeit und/oder durch spezielle Gesprächsstrategien (d. h. Reden über das Reden: „Warum habe ich Sie jetzt wegen Ihrer aus meiner Sicht falschen Einschätzung kritisiert?", „Wenn Sie mir vertrauen, warum kann ich Sie nicht davon überzeugen, dass Ihre Einschätzung nicht richtig ist?") kann nach einer für den Patienten erlebten Konfrontation versucht werden, die therapeutische Beziehung zu reparieren (Wechselspiel zwischen Konfrontation und Beziehungsreparatur). Interessanterweise reagieren hirngeschädigte Patienten mit einer verminderten Krankheitseinsicht in der Situation mit einer negativen Feedback-Intervention zwar ablehnend, stellen aber häufig nicht die gesamte Beziehung und Therapie in Frage. Schon beim nächsten Therapietermin spielt häufig, insb. bei gedächtnisgestörten Patienten, die in der letzten Therapiestunde erfolgte Konfrontation keine so große Rolle mehr. Das ist zwar gut für die therapeutische Beziehung, aber schlecht für die Nachhaltigkeit der Feedback-Intervention.

Rückmeldungen können vom Therapeuten, von Angehörigen, anderen Patienten und/oder anderen Personen erfolgen (siehe Abbildung 19). Die Bewertung des Feedbacks hängt dabei u. a. davon ab, welche Rolle der Patient dem Feedbackgeber zuschreibt (z. B. wohlwollender Unterstützer, blöder Nörgler). Rückmeldungen können aber auch mittels Videoanalysen von Rollenspielen oder während des kognitiven Trainings (z. B. kognitive Trainingsaufgaben mit Zielsetzungen und Feedback) gegeben werden (Schmidt, Fleming, Ownsworth & Lannin, 2013). Bei der Analyse des Verhaltens besteht, genauso wie bei den Rückmeldungen in der Gruppentherapie, auch die Möglichkeit, andere Personen einzubeziehen, um unterschiedliche Formen und Intensitäten von Rückmeldungen zu erhalten.

Realitätsüberprüfungen müssen gut vor- und nachbereitet werden

Feedback-Interventionen können auch in alltagsnahen Realitätsüberprüfungen (im Rahmen von Hausaufgaben oder begleiteten Expositions- und Konfrontationsübungen) gegeben werden. Bei den Realitätsüberprüfungen handelt es sich um konkrete Alltagsaufgaben, in denen die Patienten Annahmen, Überzeugungen etc. auf ihren Realitätsgehalt überprüfen sollen. Durch das Ergebnis ihrer Handlungen sollen die Patienten eine direkte Rückmeldung darüber erhalten, ob ihre vorausgehende Einschätzung (z. B. bzgl. der Verwaltung der Finanzen) zutreffend war.

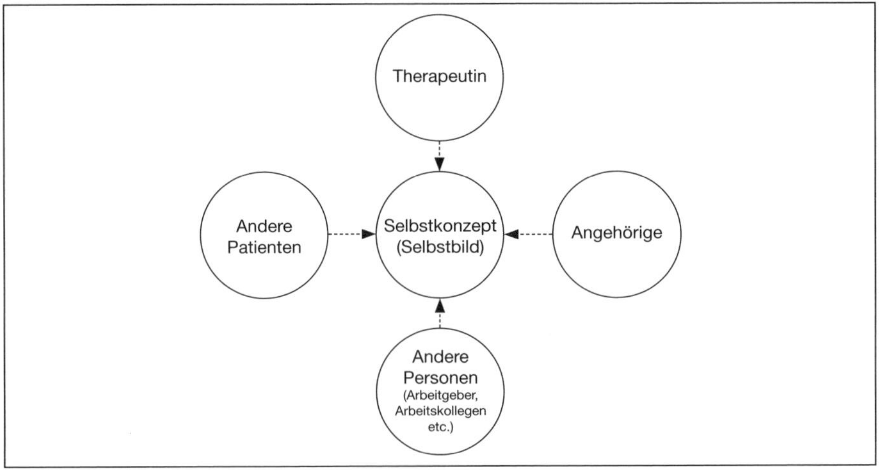

Abbildung 19:
Feedback-Interventionen durch unterschiedliche Personen zur Verbesserung der Krankheitseinsicht

Wichtig bei der Durchführung einer Realitätsüberprüfung ist, dass diese sorgfältig vorbereitet und genau festgelegt wird, wie die Erfolgskriterien aussehen und wie ein möglicher Ausgang der Überprüfung zu werten ist. Dadurch wird verhindert, dass die Patienten die Ergebnisse im Nachhinein umdeuten. Natürlich sollte bei der Durchführung auch darauf geachtet werden, dass im Falle eines negativen Ausgangs die Realitätsüberprüfung nicht mit Gefahren für den Patienten oder andere Personen verbunden ist (z. B. beim Autofahren). Ein komplettes Scheitern muss bei einer Realitätsüberprüfung nicht verhindert werden, da sich nur durch solche negativen Erfahrungen mittelfristig dysfunktionale Überzeugungen verändern können.

Negatives Feedback und Depression

Eine negative Rückmeldung beinhaltet immer auch eine mehr oder weniger starke Kritik am Empfänger der Rückmeldung. Wie in den vorausgehenden Abschnitten dargestellt wurde, wird eine als „negativ“ empfundene Kritik nicht automatisch akzeptiert, sondern kann beim Empfänger der Kritik zum Teil heftiges selbstwertschützendes Verhalten auslösen. Wird die negative Kritik allerdings nicht in Frage gestellt, sondern sogar als berechtigt angesehen, kann es zu selbstabwertenden Gedanken (z. B. Zweifel an sich: „Ich mache alles falsch.“) und einer depressiven Stimmung kommen. Bislang gibt es allerdings keine Hinweise darauf, dass es bei hirngeschädigten Patienten mit einer verminderten Krankheitseinsicht durch Feedback-Interventionen zu einer solchen Stimmungsbeeinträchtigung kommt. Patienten mit einer verminderten Krankheitseinsicht scheinen ziemlich „robust“ gegenüber konfrontierenden Interventionen zu sein. Das macht allerdings auch das Problem in der Therapie deutlich und erklärt, warum es so mühsam ist, bei diesen Patienten eine Einsicht in die vorhandenen Probleme zu entwickeln.

Neben den Feedback-Interventionen sind Interventionen, die den Patienten zum *Perspektivwechsel* auffordern (also einen mentalen Spiegel schaffen), eine zweite wichtige Interventionsform bei der Behandlung krankheitsuneinsichtiger Patienten. Perspektivwechsel-Interventionen dienen dazu, die Mentalisierungsfähigkeit und die Fähigkeit zum Verständnis des Denkens anderer Personen zu verbessern. Hierdurch soll erreicht werden, dass der Patient die Probleme in seinem Denken und Verhalten über die Sichtweise anderer Personen besser erkennt oder sich überhaupt erst Gedanken über das Erleben anderer Personen macht. Durch diese Interventionen soll auch die Empathie gefördert werden. Im Prinzip handelt es sich bei den Perspektivwechsel-Interventionen auch um eine Art von Feedback-Intervention, nur dass dieses Feedback vom Patienten selbst über den Umweg des Perspektivwechsels generiert wird.

Beim Perspektivwechsel wird der Patient angeregt, sein Verhalten im Spiegel seines inneren Auges zu sehen

Definition: Empathie und Perspektivübernahme

Empathie

- Die Fähigkeit, Gedanken, Emotionen, Absichten und Persönlichkeitsmerkmale eines anderen Menschen oder eines Tieres nachempfindend zu erkennen.
- Die eigene Reaktion auf die Gefühle anderer Menschen, wie zum Beispiel Mitleid, Trauer oder Schmerz.

Wahrnehmungsempathie: Was nimmt der andere wahr?
Gefühlsempathie: Wie fühlt sich der andere?
Gedankenempathie: Was denkt der andere?

Perspektivübernahme

- Fähigkeit, sich in die Rolle und Position eines anderen hineinzuversetzen.
- Der Versuch, die Welt aus der Sicht einer anderen Person zu sehen.

Unterschiedliche Beobachterpositionen und Perspektivwechsel können beispielsweise durch *zirkuläre* oder *triadische Fragen* erreicht werden (siehe Tabelle 20). Allerdings sollte vorher überprüft werden, ob die Patienten aufgrund der vorhandenen kognitiven Defizite überhaupt „um die Ecke denken“ können.

Tabelle 20:
Beispiele für zirkuläre Fragen bei der Behandlung von hirngeschädigten Patienten mit einer verminderten Krankheitseinsicht

Beispielfragen	Ziele
• Wenn wir also Ihre Ehefrau fragen würden, was würde sie Ihnen in Bezug auf die berufliche Wiedereingliederung raten? • Wenn wir Ihren Ehemann fragen würden, was würde er sagen, woran er merken würde, dass Sie seit dem Schlaganfall Probleme haben? • Was würde Ihre Physiotherapeutin/Ihr Physiotherapeut über Ihr Verhalten gegenüber Ihrer Ehefrau sagen? • Stellen Sie sich vor, wir würden ihre Tochter fragen, was sie sich von Ihnen wünschen würde, was würde sie Ihnen erzählen?	Gedankenlesen Übereinstimmungsfragen Unterschiedsfragen

Tabelle 20:
Fortsetzung

Beispielfragen	Ziele
• Wenn Sie möchten, dass Ihre Ehefrau sie nicht mehr ständig kritisiert, wie könnte sie das am ehesten schaffen? • Wie würde Ihr Bruder, die Beziehung zwischen Ihnen und Ihrer Ehefrau beschreiben? • Was glauben Sie, warum kritisiert Ihre Ehefrau Sie? • Was glauben Sie, denke ich gerade über Sie? • Was meinen Sie, würde Ihre Ehefrau jetzt zu Ihrer Antwort/Ihrem Verhalten sagen? • Wie erklären Sie sich, dass Sie von mir immer wieder auf das Problem der fehlenden Krankheitseinsicht hingewiesen werden? • Wer ist noch Ihrer Meinung, dass Sie aktuell keine großen Probleme haben? • Was meinen Sie, wie Ihre Ehefrau Ihre Ansicht oder Ihre Ziele bewerten würde? Warum sieht sie die Situation anders? Wer stimmt Ihrer Ehefrau zu? • Was würden Sie einem Patienten empfehlen, der vergleichbare Probleme hat?	

Zirkuläre und triadische Fragen

Zirkuläre Fragen wurden in der systemischen Therapie entwickelt, um gestörte Prozesse in Beziehungssystemen aufzudecken. Mit zirkulären Fragen sollen dysfunktionale Kommunikations- und Interaktionsmuster durch eine vom Therapeuten gezielt eingesetzte Aufforderung zur Einnahme unterschiedlicher Beobachterpositionen verändert werden.

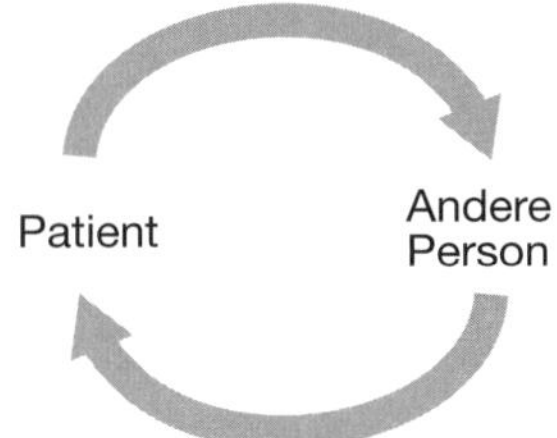

Das zirkuläre (und triadische) Fragen provoziert ein „um die Ecke denken“, wobei dies im Beisein der Anderen, aber auch ohne diese erfolgen kann. In beiden Fällen werden eine Perspektivübernahme und die Artikulation eigener Einschätzungen (Vermutungen über Wünsche, Bedürfnisse, Meinungen, Beziehungen usw. anderer Beteiligter) verlangt. Somit kommt es zur Stimulation metakognitiver Prozesse und den diesen Prozessen zugrundeliegenden neuronalen Systemen. Im Beisein Anderer können diese subjektiven Theorien dann noch zusätzlich mit der Realität abgeglichen werden, in dem die Anderen die Aussagen des Patienten bewerten und eine Rückmeldung geben.

Aber auch Rollenspiele bei denen die Patienten unterschiedliche Rollen (z.B. die des Therapeuten oder der Partnerin) einnehmen und einen Dialog mit einer anderen Person (d.h. mit einer anderen Sichtweise) oder sogar mit sich selbst in einer anderen Rolle führen, können zum Training der Fähigkeit zum Perspektivwechsel und zum Erschließen der Gründe für die unterschiedliche Sichtweise eingesetzt werden (z.B. Zwei-Stuhl-Dialog, Leerer-Stuhl-Dialog). Übertreibungen oder Generalisierungen in Verbindung mit Videoaufnahmen zur späteren Analyse sind bei diesen Rollenspielen sinnvoll, unterstützen sie doch durch die damit einhergehende emotionale und erlebnisbezogene Aktivierung den Veränderungsprozess. Eine starke Aktivierung kann auch durch den Einbezug von Angehörigen erreicht werden, die dem Patienten eine Rückmeldung über die tatsächlichen Gedanken und Empfindungen geben können.

Eine dritte Interventionsform zur Stimulation metakognitiver Prozesse ist der aus der kognitiven Verhaltenstherapie bekannte *sokratische Dialog* (Luppen und Stavemann, 2013). Von Sokrates wird berichtet, dass er davon ausging, dass Menschen aus Unwissenheit heraus schlecht und ungerecht handeln. Sie benötigen entsprechend der Vorstellung von Sokrates eine tiefere Einsicht und ein besseres Wissen, um gerechter handeln zu können. Eine solche vertiefte Einsicht kann am besten dadurch vermittelt werden, dass im Gespräch eine unwissende Haltung eingenommen wird. Dadurch wird vermieden, dass der Gesprächspartner durch die eigenen Dogmen und Einstellungen beeinflusst wird. Aus psychotherapeutischer Sicht würden wir heute argumentieren, dass wir durch diese Art der Gesprächsführung nicht nur ein besseres Verständnis der Denkwelt des Anderen erhalten, sondern auch das Auftreten selbstwertprotektiven Verhaltens vermeiden, weil wir die andere Person nicht mit unseren Ansichten konfrontieren und überwältigen.

Sokrates prüfte als naiver Frager seine Gesprächspartner solange in ihrem behaupteten Wissen und ihren Einstellungen, bis sie sich in Widersprüche verwickelten. Er wollte sie in einen „Zustand der inneren Verwirrung“ bringen, um Veränderungsprozesse im Denken zu ermöglichen. Als didaktische Hilfsmittel und Strategien (a) prüfte er die logische Konsistenz, (b) nahm er Bezug auf Alltagserfahrungen und darauf ausgerichtete Tatsachenprüfung, (c) verwendete er praktische Analogien und Syllogismen und (d) setzte er induktive und deduktive Schlussfolgerungen ein.

Ein sokratischer Dialog ist wegen der eingeschränkten Denkfähigkeit vieler hirngeschädigter Patienten schwierig zu realisieren

Beim sokratischen Dialog handelt es sich also um einen speziellen Gesprächsführungsstil, mit dem dysfunktionale Annahmen eines Patienten systematisch hinterfragt und in Frage gestellt werden, ohne ihn zu stark zu konfrontieren und zu invalidisieren. Im sokratischen Dialoge bedient man sich bestimmter Frage- und Disputationstechniken, mit denen einzelne Behauptungen, Vermutungen oder Schlussfolgerungen von Patienten auf ihre (Eintritts-)Wahrscheinlichkeit, inhaltliche Logik, Zielgerichtetheit oder Normenverträglichkeit geprüft werden sollen. Beispielsweise kann die Therapeutin/der Therapeut einzelne irrationale oder übertriebene Behauptungen des Patienten („Ich habe keine Probleme mit dem Gedächtnis!“) aufgreifen und immer wieder hinterfragen („Würden Sie sagen, dass Ihr Gedächtnis genauso gut ist wie vor der Erkrankung?, Wenn Sie Ihr Gedächtnis mit dem Ihrer/Ihres ... vergleichen, wie würden Sie abschneiden?, Wie können Sie prüfen, ob Ihr Gedächtnis noch so gut ist wie vor der Erkrankung?, Warum behaupten Ihre Angehörigen, dass Sie Gedächtnisprobleme haben?, Wie schlimm wäre es für Sie, wenn Sie tatsächlich Gedächtnisprobleme hätten?“).

Disputation

Drei wichtige Fragegruppen der Disputation sind:
1. Fragen nach empirischen Beweisen und der logischen Konsistenz des Denkens der Patientin/des Patienten (z. B. Was ist der Beweis? Stimmt das?)
2. Fragen nach einer realistischen Neubewertung künftiger Situationen und Ereignisse (z. B. Was würde geschehen, wenn ...? Wie schlimm würde das sein ...? Was bedeutet das eigentlich?) In dieser Gruppe von Fragen werden die erwarteten Konsequenzen einer kritischen Situation erhoben.
3. Fragen, die der Patientin/dem Patienten helfen, den hedonistischen Wert einer rationalen Bewertung einzuschätzen (z. B. Wie werden sie sich fühlen, solange sie das glauben? Lohnt sich das Risiko? Nutzt Ihnen diese Überzeugung?). Mit diesen Fragen wird die Patientin/der Patient dazu angeleitet, die Konsequenzen seiner Bewertungen zu durchdenken.

11 Perspektive

Effektivitätsstudien werden dringend benötigt

Die bisher in diesem Buch vorgestellten und beschriebenen metakognitiven Interventionen sind sicherlich in der Umsetzung und therapeutischen Einbettung noch verbesser- und erweiterbar. Auch lassen sich sicherlich noch weitere Interventionen zur Stimulation metakognitiver Prozesse finden und ergänzen.

Kritisch ist zu sehen, dass es bisher keine empirische Überprüfung des in diesem Buch vorgeschlagenen Therapieprogramms gibt. Die wenigen publizierten Therapiestudien wurden mit Patienten mit einem Schädelhirntrauma durchgeführt und nutzen vor allem negatives Feedback bei der Umsetzung von Haushaltsaufgaben (z. B. Kochen eines bestimmten Gerichts anhand eines Rezepts), um die Krankheitseinsicht zu verbessern. Informationen zur therapeutischen Beziehung, zum Selbstwert, zur Selbstreflexion, Empathie, Perspektivübernahme etc. gibt es in den publizierten Therapiestudien nicht.

Es muss auch davon ausgegangen werden, dass nicht alle Patienten eine volle Krankheitseinsicht wiedererlangen

Somit können momentan auch keine Angaben zur Effektivität, Indikation, zur Dauer und Intensität der Therapie sowie zur Umsetzung als Einzel- oder Gruppentherapie gemacht werden. Da die Durchführung gut kontrollierter Therapiestudien generell aufwändig und teuer ist, wird in einem ersten Schritt die Überprüfung der Effektivität des Therapieprogramms in experimentellen Einzelfallstudien empfohlen. Auch einfache Einzelfallstudien sind sinnvoll, um Informationen über die Durchführbarkeit, Akzeptanz und Wirkung sowie potentielle Nebenwirkungen zu erhalten.

12 Fallbeispiel Frau E.

12.1 Spontan berichtete und erfragte Symptomatik

Frau E. kommt in Begleitung ihrer Eltern zum ersten Termin. Sie berichtet von Schmerzen beim Wetterwechsel, von einer Vergesslichkeit, der Trennung von ihrem langjährigen Freund nach einer 13-jährigen Beziehung, und dass sie wegen eines epileptischen Anfalls nicht mehr Auto fahren dürfe. Nach der Trennung von ihrem Freund sei sie Mitte Juni 2013 wieder zu ihren Eltern gezogen. Die Eltern berichten von einer extremen Vergesslichkeit, einer massiven Antriebsminderung („nur noch Fernsehen, Handy und Sofa"), einer Gleichgültigkeit und emotionalen Verflachung. Ihre Tochter müsse ständig zum Erledigen von Aufgaben aufgefordert werden. Aber auch trotz Aufforderungen würde sie viele alltägliche Aufgaben (z. B. Haare waschen, Aufräumen) nicht oder nur ansatzweise erledigen. Sie würde nicht weiterdenken, könne keine Probleme lösen, und neige auch zu vorschnellem und überflüssigem Einkaufen („sehen, gefallen, kaufen, weglegen"). Sie zeige keine Einsicht in die Probleme und würde Dinge erzählen, die nicht stimmen. Ständig würde sie andere beschuldigen, so dass es schon zu massiven Konflikten gekommen sei und sie völlig verzweifelt wären, wie es mit ihrer Tochter weitergehen könne. Zu einer selbständigen Haushaltführung wäre ihre Tochter aktuell nicht in der Lage.

12.2 Lebensgeschichtliche Entwicklung und Krankheitsanamnese

Lebensgeschichtliche Entwicklung: Frau E. ist bei den leiblichen Eltern aufgewachsen, ist ledig, hat keine Kinder und hat bis 06/2013 beim Lebenspartner und dessen Eltern in einer separaten Wohnung gelebt. Sie ist gelernte Hotelfachfrau und war zuletzt als Mitarbeiterin in der Automontage tätig. Seit 11/2001 ist sie arbeitsunfähig und lebte bis Juni 2013 mit ihrem Freund zusammen. Sie bezieht eine Erwerbsunfähigkeitsrente, von der sie gut leben kann. Der Vater ist Frührentner, die Mutter im Schichtdienst tätig. Soziale Kontakte gibt es fast ausschließlich zur Familie. Wöchentlich nimmt die Patientin Termine bei der Ergotherapie und Physiotherapie wahr. Sie besitzt außerdem ein Pferd, das sie aber unregelmäßig besucht.

Krankheitsanamnese: Am 09.11.2001 traten Nackenschmerzen und Erbrechen in der Nacht, zusammen mit einer Gesichtsfeldeinschränkung auf. Nach der Feststellung eines Hirntumors erfolgte am 23.11.2001 eine Operation mit Nachweis eines ausgedehnten (rechts von temporal bis fast parietal reichend mit ausgedehnten zystischen Anteilen und zentraler Nekrose von einer Größe von 5 × 7 cm) Ependymoms (WHO Grad III). Laut Arztbrief gab es postoperativ keine neurologischen Ausfälle. Wegen eines einmaligen epileptischen Anfalls am 23.12.2001 erfolgte eine Einstellung auf Tegretal. Von Januar bis Februar 2002 erfolgte eine Bestrahlung mit 68 Gy und bis Januar 2003 noch zusätzlich eine Chemotherapie mit 8 Zyklen. Im Mai 2002 kam es zu beidseitigen Peronaeusparesen und infolge der Chemotherapie zum Auftreten kognitiver Störungen, Apathie und Kraftlosigkeit. Vom 21.03.2003 bis 17.04.2003 erfolgte eine stationäre neurologische Rehabilitation, bei der die Behandlung einer sensomotorischen beinbetonten Polyneuropathie, einer eingeschränkten konzentrativen und körperlichen Belastbarkeit, leichte Einschränkungen der Aufmerksamkeit, eine erhöhte Intrusionsneigung bei sprachlichen Gedächtnisanforderungen, Beeinträchtigungen beim Lernen und Behalten nichtsprachlicher Informationen im Mittelpunkt standen. Aus Sicht der Rehabilitationsklinik war bei stationärer Entlassung keine Arbeitsfähigkeit gegeben und eine berufliche Wiedereingliederung nicht realistisch. Von daher wurde ein Antrag auf Erwerbsunfähigkeitsrente gestellt. Es wurde auch ein Schwerbehindertenausweis (80 GdB und Merkzeichen G) gestellt. Eine Magnetresonanztomographie-Aufnahme (MRT) am 07.05.2003 zeigte weitere Verkleinerung des Restherdes im Bereich des ehemaligen Ependymoms rechts temporal. Das umgebende Hirnödem war noch immer nachweisbar. Insgesamt zeigte sich aber eine deutliche Regredienz der Tumorrestläsion mit zugleich vorliegenden regressiven Veränderungen in der Umgebung der Läsion. Im weiteren Verlauf erfolgten noch zahlreiche Fistelrevisionen im Hautlappen temporal rechts. Am 26.10.2005 erfolgte eine Schädeldachrekonstruktion mit Palacos. 2008 wurde die EU-Rente auf Dauer weitergewährt. 2009 wurde der Verdacht auf eine Hypophyseninsuffizienz gestellt. Ein MRT am 27.10.2009 ergab im Vergleich zur letzten Kontrolluntersuchung vom 06.11.2008 einen unveränderten Befund: kein Hinweis auf Rest- oder Redzidivtumor. Anfang 2012 stellte sich die Patientin und ihr Partner im Kinderwunschzentrum vor. Dort wurden eine primäre Sterilität und eine hypogonadotrope Ovarialinsuffizienz festgestellt. Ein MRT am 24.10.2012 ergab wieder keinen Rest-/Rezidivtumor. Vom 07.02. bis 15.02.2013 erfolgte eine stationäre Behandlung wegen einer akuten Bronchitis mit akuter respiratorischer Insuffizienz. Vom 09.08. bis 20.09.2013 erfolgte eine stationäre Behandlung in einer Klinik für Psychiatrie wegen fremdanamnestisch hoch problematischem Funktionsniveau und nahezu vollständiger Anosognosie, Defizite in der Konzentration, im Gedächtnis (mit Konfabulationen) und der Orientierung. Die Diagnosen F07.0 und F06.7 wurden vergeben.

12.3 Psychopathologischer Befund zum Zeitpunkt der Antragstellung

Die brillentragende, rechtshändige Patientin ist normgewichtig. Sie wirkt leicht ungepflegt, ist aber zu allen Qualitäten orientiert. Sie kann dem Gesprächsverlauf folgen und sich aktiv am Gespräch beteiligen. Im Verhalten wirkt sie naiv, kindlich-trotzig und rechthaberisch. Sie zeigt kein Problembewusstsein und ist durchgehend bagatellisierend mit vielen Schuldzuweisungen an andere Personen. Das Denken erscheint eingeengt und wenig selbstkritisch. Sie handelt vorschnell und ist in der Impulskontrolle deutlich beeinträchtigt. Die Introspektions- und Reflexionsfähigkeit ist ebenfalls reduziert. Es fehlt ihr auch an Anstrengungsbereitschaft. Deutlich werden im Gespräch auch Störungen im Neugedächtnis. Sie ist affektverflacht mit stereotypem Weinen bei Konfrontation mit Problemen. Ferner ist sie antriebsarm und interessenlos.

12.4 Neuropsychologische Testergebnisse

Die *intellektuellen Leistungen* (Leistungsprüfsystem, LPS) erscheinen insgesamt durchschnittlich und ungefähr dem prämorbiden Leistungsniveau entsprechend (LPS-1+2: RW=35, T-Wert=50; LPS-4: RW=20, T-Wert=40; LPS-5: RW=11, T-Wert=35; LPS-6: RW=28, T-Wert=60; LPS-9: RW=22, T-Wert=50; LPS-10: RW=17, T-Wert=50; LPS-12: RW=16, T-Wert=35). Die Fähigkeit zum *Planen und Problemlösen* (TvH) ist eingeschränkt (3 Scheiben o. B., 4 Scheiben mehrere Regelverletzungen und auch im 4. Durchgang suboptimales Ergebnis). Die *selektive Aufmerksamkeit* (Zahlenverbindungstest, ZVT) ist grenzwertig (RW=82, PR=34), die *Daueraufmerksamkeit* (Wiener Testsystem DAUF: RW=114, PR=17; Anzahl Falsche: RW=19, PR=5) dagegen deutlich beeinträchtigt. *Lern- und Gedächtnisleistungen* (Verbaler Lern- und Merkfähigkeitstest, VLMT) sind ebenfalls deutlich beeinträchtigt. Sowohl die gelernte Menge (Summe DG1 bis DG5: RW=40, PR=5) als auch die unmittelbare und mittelbare Behaltensleistung (DG5-DG6: RW=3, PR=25; DG5-DG7: RW=5, PR=5) entsprechen nicht dem Erwartungswert der Altersgruppe. Ebenfalls deutlich beeinträchtigt ist das Wiedererkennen (RW=12, PR=5, mit 6 „false hits“). Die *Stimmung* (Rasch-basiertes Depressions-Screening, DESC-I: RW=5, PR=80, cut-off=> 12) ist trotz der offensichtlich vorhandenen Probleme und Konflikte mit den Eltern nicht depressiv gefärbt. *Lebenszufriedenheit* (Satisfaction with Life Scale, SWLS) wird als nicht optimal (RW=14, T-Wert=33) angegeben, wobei diese vor allem deshalb als suboptimal beurteilt wird, weil die Patientin nicht Autofahren darf, keine eigene Wohnung und keine „neue Liebe“ hat. Bei der Selbstbeurteilung der *Aktivitätseinschränkungen* (Marburger-Kompetenz-Skala, MKS) gibt Frau E. nur wenige Einschränkungen an (RW=104 von 120 max. Punkten; ein Wert von 120 wird erreicht, wenn keinerlei Einschränkungen berichtet werden). Sie berichtet mittelgradigen Einschränkungen bei der Körperhygiene, beim Erinnern von wichtigen Dingen, beim Lesen eines Buches und bei körperlicher Arbeit. Die Patientin sieht sich nicht in der Lage einer beruflichen Tätigkeit nachzugehen. Die Mutter der Patientin berichtet dagegen von erheblichen Aktivitätseinschränkungen (RW=65 von 120), insbesondere der Gestaltung von Freizeitaktivitäten und des Tagesablaufs, bei Büroarbeit, beim Erinnern, in der Eigeninitiative, bei der Kontrolle von Emotionen und beim Akzeptieren von Kritik. Sie hält ihre Tochter allenfalls für 2 Stunden pro Tag zum Verrichten einfacher Aufgaben für fähig.

12.5 Somatischer Befund

Die Patientin ist 176 cm groß und wiegt 65 kg. Nikotinabusus mit ca. 18 Zigaretten pro Tag. Medikation: Levetiracetam 500 1–0–1; MRT vom 22.09.2014 siehe Abbildung 20.

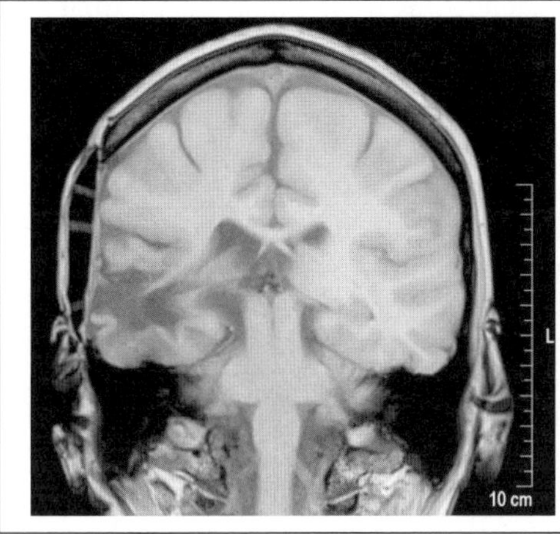

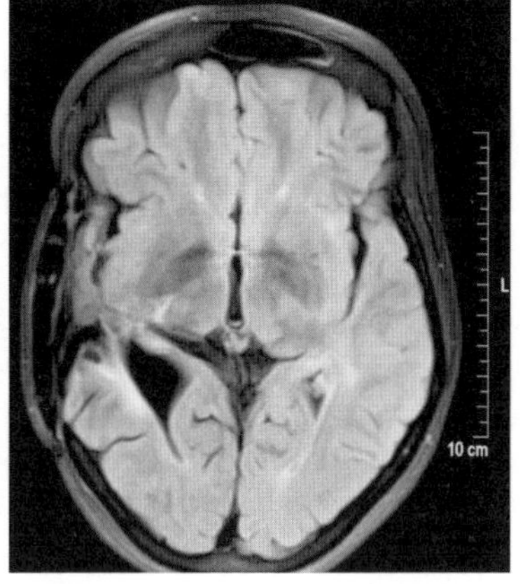

Abbildung 20:
MRT der Patientin vom 22.09.2014; rechts: T1 gewichtet (T1/FL2D); links: T2 gewichtet (T2/TIRM)

12.6 Diagnosen

- Zustand nach Hirnoperation mit Entfernung eines Ependymoms WHO Grad III (C71.9)
- Radiatio vom 02.01. bis zum 18.02.2002 mit 68 Gy
- Chemotherapie nach HIT-2000 Protokoll
- sonstige näher bezeichnete organische psychische Störung aufgrund einer Hirntumoroperation mit Radiatio und Chemotherapie (F06.8): mittelgradig schwere Gedächtnisstörung, leicht bis mittelgradig schwere Störung des Planens/Problemlösens, leichte Aufmerksamkeitsstörung
- Persönlichkeits- und Verhaltensstörungen aufgrund einer Krankheit, Schädigung oder Funktionsstörung des Gehirns (F07.0) mit impulsivem Verhalten, mangelnder Krankheitseinsicht und Antriebsminderung

Differentialdiagnose: Persönlichkeitsstörung: Es werden keine seit dem Jugendalter vorhanden Verhaltensauffälligkeiten von den Eltern berichtet. Alle jetzt vorliegenden Verhaltensprobleme sind nach Aussage der Eltern nach der Operation und der anschließenden Bestrahlung und Chemotherapie aufgetreten. Die Diagnose einer leichten kognitiven Störung (F06.7), wie sie in Vorberichten zu finden ist, wird hier nicht übernommen, da die kognitiven Störungen deutlich ausgeprägter sind und nicht von „leicht" gesprochen werden kann.

12.7 Neuropsychologisches Störungsmodell

Infolge der erfolgten Hirnoperation mit Entfernung eines temporo-parietal gelegenen mehr als 5 cm großen Ependymoms und einer nachfolgenden intensiven Radiatio und Chemotherapie kam es in den darauffolgenden Jahren zu vermutlich eher diffusen neuronalen Schädigungen (im Sinne einer retrograden Degeneration) mit der Ausbildung oben genannter neurokognitiver und Verhaltensstörungen. Begünstigt wurde die negative Entwicklung durch fehlende therapeutische Maßnahmen und eine mangelnde sozial-kognitive Aktivierung („non-use" Effekt). Eine neuropsychologische Verlaufsdiagnostik und auch eine weitere Behandlung erfolgten nach dem stationären Rehabilitationsaufenthalt (2003) nicht. In der Partnerschaft scheint es aufgrund der kognitiven und Verhaltensproblemen von Frau E. deshalb auch zunehmend zu einem „Nebeneinanderherleben" mit wenigen gemeinsamen Aktivitäten gekommen zu sein. Es fanden kaum Interaktionen statt und die Pat. war zunehmend nicht mehr in der Lage, Aufgaben im Haushalt zu übernehmen. Nach der vom Partner initiierten Trennung haben die Eltern wieder die Betreuung übernommen und wurden von den massiven Verhaltensproblemen und der Persönlichkeitsänderung ihrer Tochter „überrascht". Sie waren von den Veränderungen überrascht, weil die Pat. in der Vergangenheit beim Zusammentreffen (z. B. bei Familienfeiern, Sonntagsbesuchen) für einige Zeit eine Fassade aufbauen konnte und in gut strukturierten Situationen die kognitiven und Verhaltensstörungen der Patientin nicht gleich offensichtlich wurden. Somit wurden den Eltern erst beim engen Zusammenleben die Veränderungen offensichtlich. Anfangs reagierten diese mit viel Zuwendung, Unterstützung und Übernahme von Aufgaben. Nachdem die Patientin viele Versprechungen und Zusicherungen gemacht hat, die angetragenen Aufgaben aber nicht durchgeführt oder sogar mit Vorhaltungen reagiert hatte, kam es zunehmend zu Konflikten (insb. mit dem Vater der Patientin).

12.8 Therapieziele und Prognose

Folgende Therapieziele wurden mit der Patientin und deren Eltern im gemeinsamen Gespräch vereinbart:

- Verbesserung der Krankheitseinsicht
- Verbesserung der Selbständigkeit
- Verringerung der kognitiven Defizite, insb. der Gedächtnisstörung

Die Prognose erscheint bedingt günstig. Aufgrund der vermuteten Neuropathologie muss mit bleibenden kognitiven und Verhaltensstörungen gerechnet werden. Allerdings erfolgte seit 2003 keine weitere Behandlung. Positiv ist das große Engagement der Eltern zu sehen, die auch eng in die Therapie miteinbezogen werden können und wollen.

12.9 Behandlungsplan

Die formulierten Therapieziele sollen im Rahmen eines neuropsychologisch fundierten sozial-kognitiven Kompetenzprogramms (Gauggel, Konrad & Wietasch, 1998; siehe auch Tabelle 13) erreicht werden. Zu diesem Therapieprogramm gehört die Erarbeitung eines individuellen und differenzierten Störungs- und Behandlungsmodells mittels ausgewählter Materialien. Mittels

Zielsetzungs-Techniken, Pro-Contra-Analysen und einer Zielerreichungsskalierung (Goal Attainment Scaling) sollen realistische Therapieziele erarbeitet und formuliert werden. Feedback-Interventionen in Rollenspielen und bei Videoaufzeichnungen sollen die Einsicht in die vorhandenen Störungen und Behinderungen verbessern und der Patientin ein differenziertes Bild im Hinblick auf ihre Stärken und Schwächen ermöglichen. Im Rahmen kognitiver Interventionen (z. B. durch Perspektivwechselaufgaben, eventuell auch im Gruppentherapiesetting) soll auch die Reflexionsfähigkeit der Patientin trainiert und verbessert werden. Flankiert werden die Rollenspiele von einfachen Belastungserprobungen, die zusammen mit der Patientin und den Eltern erarbeitet und durchgeführt werden sollen. Die Vermittlung und das Training von Kompensationsstrategien und -hilfen (insbesondere der Gebrauch eines Terminkalenders) stellen weitere Therapiebausteine dar. Zusätzlich wird ein Token-Programm mit Response Cost erarbeitet, um extrinsisch die Motivation und den Antrieb zu steigern und das unerwünschte Verhalten (z. B. Lügen, Versprechungen nicht einhalten, den Eltern Vorhaltungen machen) zu reduzieren.

12.10 Behandlungsverlauf und Bewertung

Mit der ambulanten neuropsychologischen Therapie wurde im Oktober 2013 begonnen, nachdem die zuständige Krankenkasse einer Kostenübernahme zugestimmt hat. Bis zum Zeitpunkt der hier vorliegenden Fallbeschreibung wurden 40 Therapieeinheiten á 50 Minuten im wöchentlichen bis 14-tägigem Rhythmus durchgeführt. Aufgrund von Krankheit und Ferien gab es mehrwöchige Unterbrechungen. Einige Therapieeinheiten wurden als Doppelstunden realisiert. Zusätzlich wurden im Verlauf der Therapie andere Patienten miteinbezogen, um in einer Kleingruppe soziale Kompetenzen zu vermitteln, negatives und positives Feedback von unterschiedlichen Quellen zu ermöglichen und auch den Perspektivwechsel ohne Einbezug der Eltern trainieren zu können. Die Eltern wurden regelmäßig in die Therapie miteinbezogen. Sie nahmen an der Psychoedukation teil und erarbeiteten zusammen mit der Patientin ein Störungsmodell. Zusätzlich waren sie „Feedback-Geber“ und setzten das später beschriebene Token-Programm zuhause um.

Begonnen wurde mit der Exploration der subjektiven Störungstheorien aller Beteiligten (Vater, Mutter, Patientin). Hier wurde schnell deutlich, dass die Patientin die aktuell vorhandenen Probleme teilweise ihrer Tumorerkrankung, größtenteils aber den aus ihrer Sicht ungerechten Anforderungen der Eltern (insbesondere dem Vater) zuschrieb. Die Eltern vermuteten, dass die Hirntumor-Operation und die nachfolgende Therapie (Bestrahlung, Chemotherapie) als Ursache in Frage kommen. Der Vater hatte darüber hinaus auch die Idee, dass seine Tochter sich nicht ausreichend anstrengen würde und einige Dinge absichtlich aus Trotz nicht erledigen würde.

Die Psychoedukation wurde mit Schaubildern und Fallbeschreibungen unterstützt und vertieft. Die Zielsetzung erfolgt an einem Flip-Chart mit einer Zielsetzungsleiter und unter Videodokumentation. Da die Zielsetzungen („neue

Wohnung, neuer Freund“) nicht realistisch waren, wurden die Patientin durch den Therapeuten immer wieder mit der Diskrepanz zwischen der tatsächlichen Leistungsfähigkeit und den Zielen konfrontiert. Es wurden kleinere kurzfristige Ziele anhand der SMART-Regeln erarbeitet und teilweise auch vorgegeben.

Aufgrund der Gedächtnisprobleme der Patientin wurde am Anfang einer Therapiestunde immer wieder zur Orientierung nach den Inhalten der letzten Stunde gefragt. Zur Unterstützung fertigte die Patientin nach jeder Stunde als Hausaufgabe ein kurzes Protokoll der Therapiestunde an. Das Protokoll und auch die Videoaufnahmen wurden regelmäßig in die Orientierung eingebaut. In regelmäßigen Abständen wurde auch ein Zwischenfazit der bisherigen Therapie gezogen.

Ein weiterer Schritt in der Therapie war der Aktivitätsaufbau. Hierzu erstellten die Patientin und deren Eltern einen Aktivitätenplan, bei dem die eigenständig- und fremdmotivierten Aktivitäten festgehalten wurden. Anschließend wurde eine Liste von Haushaltsaktivitäten vereinbart, die die Patientin täglich oder wöchentlich selbständig durchführen sollte. Zur Kompensation der Gedächtnisprobleme wurde ein Terminplaner etabliert und nach einiger Zeit zusätzlich von den Eltern im Flur des Hauses eine große Wandtafel montiert. Auf dieser Tafel wurden für jeden Tag die wichtigsten zu erledigenden Aufgaben aufgelistet.

Zusätzlich wurde ein Verhaltensprogramm mit der Patientin und den Eltern besprochen, um den Aktivitätsaufbau weiter zu fördern. Aus Sicht der Eltern waren Zigaretten für ihre Tochter ein großer Motivator. Da die Eltern auch das Rauchen ihrer Tochter begrenzen wollten, wurden Zigaretten als Belohnung und ca. 10 tägliche Haushaltsaufgaben als Pflichten vereinbart. Pro Tag stand der Patientin ein festes Kontingent von acht Zigaretten zur Verfügung. Bei Nicht-Erledigung der Haushaltsaufgaben wurde jeweils eine Zigarette abgezogen („response cost“), bei Erledigung erhielt die Patientin eine Zigarette als Belohnung. Später wurde noch eine zusätzliche Bestrafung (Abzug von zwei Zigaretten) hinzugefügt, wenn die Patientin nicht erledigte Aufgaben abstritt oder bagatellisierte.

Durch dieses Verhaltensprogramm kam es zu einer deutlichen Verbesserung der Mitarbeit und einer Zunahme der erledigten Haushaltsaufgaben. Auch die täglichen Konflikte reduzierten sich. Allerdings wurden immer wieder Aufgaben vergessen und nur ca. 70 % der aufgegebenen Aufgaben erledigt. Nach einer Verschärfung der Regeln (Abzug von 2 Zigaretten bei Nicht-Erledigen einer Aufgabe) unterlief die Patientin das Verstärkerprogramm. Die Eltern stellten fest, dass sich die Patientin selbst Zigaretten besorgt hatte. Das Einkaufen von Zigaretten wurde möglich, weil im Rahmen des Aktivitätsaufbaus durch einen Fahrlehrer festgestellt wurde, dass die Patientin wieder selbständig Autofahren kann. Sie nahm daraufhin die in der Nähe stattfindenden Ergotherapie- und Physiotherapie-Termine alleine wahr und hatte auch die Möglichkeit, alleine einkaufen zu gehen. Nach einer „Familienkonferenz“ wurde zusätzlich zu dem Zigarettenprogramm eine „indirekte Bestrafung“ bei Nicht-Erledigen von Aufgaben und für das Abstreiten/Bagatellisieren durch die Wegnahme eines

Geldbetrags eingeführt. Dieses Vorgehen erschien sinnvoll, weil die Patientin über eigenes Geld verfügte, das ihr sehr wichtig war. Durch diese Anpassung des Programms kam es zu einer deutlichen Verbesserung und es wurden mehr Aufgaben mit weniger Diskussionen erledigt.

Die Therapie metakognitiver Prozesse erfolgte parallel zu dem Aktivitätsaufbau und dem Verstärkerprogramm mit Hilfe von Feedback-Interventionen (empathische Konfrontation), Perspektivwechselaufgaben, konkreten Leistungsbewertungsaufgaben und anderen in diesem vorliegenden Buch beschriebenen Interventionen. Die Patientin führte Rollenspiele mit Selbstbewertungen durch, analysierte zusammen mit den Eltern und dem Therapeuten Videoaufnahmen der Rollenspiele und Zielsetzungen. Konflikte mit den Eltern, insb. dem Vater, wurden in Situationsanalysen besprochen, bewertet und disputiert. Immer wieder wurde die Patientin mit den unterschiedlichen Einschätzungen konfrontiert und ihr auch ihre widersprüchlichen Aussagen anhand von Videoaufnahmen vorgeführt. Die (empathischen) Konfrontationen führten gelegentlich zur Ablehnung des Therapeuten oder zum Weinen, wobei diese emotionalen Reaktionen immer nur kurze Zeit dauerten, spätestens mit der Bearbeitung der nächsten Aufgabe oder bei der nächsten Sitzung spielte die Konfrontation keine Rolle mehr. Die Eltern berichteten allerdings, dass sich die Patientin nach solchen Konfrontationen stärker bemühte, ihre Aufgaben im Haushalt zu erledigen. Ergänzend zu diesen konfrontativen Interventionen erstellte die Patientin einen Steckbrief von sich, bearbeitete das JOHARI-Fenster und fertigte ein Video über sich selbst an. Bei vielen dieser Interventionen wurden die Oberflächlichkeit der Bewertungen, die fehlerhafte Umsetzung und die verzerrten Einschätzungen der eigenen Person deutlich.

Im Verlauf der bisherigen Therapie zeigten sich leichte Verbesserungen bei der Krankheitseinsicht. Die Patientin kann jetzt ihre Probleme besser benennen, spricht von sich aus Probleme an und zeigt den Eltern eine größere Dankbarkeit, dass sie sich um sie kümmern. Die therapeutische Beziehung ist stabil und belastbar. In der Logik des Modells von Toglia und Kirk (2000) könnte von der beginnenden Entwicklung einer auftauchenden Awareness gesprochen werden. Die Patientin ist nicht mehr komplett uneinsichtig, kann auf Nachfrage reliabel benennen, dass ein großes Problem von ihr die fehlende Krankheitseinsicht ist. Allerdings besitzt sie noch keine vorausschauende Awareness. Sie zeigt zwar nach massiven Konfrontationen in der Therapie eine intellektuelle und ansatzweise eine auftauchende Awareness bei der Erledigung der Haushaltsaufgaben, diese Awareness hält allerdings nur einige Tage an.

Geplant ist jetzt eine Fortführung der Therapie und flankierend eine stundenweise Tätigkeit in einer Werkstatt für Behinderte (mit Fokus auf einem Training zur Küchenassistenz), um den Aktivitätsaufbau weiter zu führen und auch die soziale Einbindung zu fördern. Gleichzeitig soll die Patientin durch die Tätigkeit in dieser Einrichtung und die Auseinandersetzung mit anderen Menschen kognitiv stärker gefordert werden und sich Situationen stellen müssen, in denen ihr Verhalten von „Fremden" kritisch bewertet wird. Die Interventionen zur Restitution metakognitiver Prozesse sollen weitergeführt bzw. wiederholt werden. Hierbei soll auch das Training des Perspektivwechsels ausgebaut werden (z. B. Durchführung von 2-Stühle-Rollenspielen). Teilweise erreicht wurde auch ein aktives Selbstmanagement, das durch den Umzug in eine eigene kleine Wohnung noch weiter gefördert werden soll. Durch die geplante Tätigkeit in der Behindertenwerkstatt ist auch eine Tagesstruktur gegeben.

Was soll evtl. besser gemacht werden? Die Durchführung der metakognitiven Interventionen soll noch kleinschrittiger mit mehr Wiederholungen erfolgen. Zusätzlich sollen die Therapieziele aktualisiert werden und deren Erreichen in das etablierte Verstärkerprogramm eingebaut werden. Mögliche Ziele könnten beispielsweise sein, alle Stundenprotokolle mit mindestens 100 Wörtern schreiben oder mindestens 2 × in der Woche das eigene Pferd (früher ein großes Hobby der Patientin) besuchen. Denkbar wäre auch der Einsatz einer Smartphone-App, die die Patientin mehrmals täglich auffordert bestimmte Fragen (Was ist mein größtes Problem?, Welche Aufgaben muss ich heute noch erledigen?, Warum werde ich von meinem Vater kritisiert?, Warum kann ich noch nicht alleine leben? etc.) zu beantworten.

Geplant ist auch der Umzug in eine eigene kleine Wohnung, im Wohnort der Eltern. Die Patientin wird dabei von einer Ergotherapeutin unterstützt, die mehrmals in der Woche vorbeikommt und nach dem Rechten schauen soll. Sind Haushaltsaufgaben nicht wie vereinbart erledigt worden, müssen diese unter Aufsicht der Ergotherapeutin erledigt werden. Die anfallenden Kosten für die längere Anwesenheit der Ergotherapeutin muss die Patientin tragen („Response Cost"). Sie erhält eine monatliche Rechnung und kann so erkennen, welche zusätzlichen Kosten entstanden sind.

13 Literatur

Adair, J. C., Gilmore, R. L., Fennell, E. B., Gold, M. & Heilman, K. M. (1995). Anosognosia during intracarotid bar biturate anaesthesia: Unawareness or amnesia for weakness. *Neurology, 45,* 241–243. http://doi.org/10.1212/WNL.45.2.241

Adolphs, R. (2009). The social brain: neural basis of social knowledge. *Annual Review of Psychology, 60,* 693–716. http://doi.org/10.1146/annurev.psych.60.110707.163514

Agnew, S. K. & Morris, R. G. (1998). The heterogeneity of anosognosia for memory impairment in Alzheimer's disease: A review of the literature and a proposed model. *Aging and Mental Health, 2,* 9–15. http://doi.org/10.1080/13607869856876

Alderman, N., Fry, R. K. & Youngson, H. A. (1995). Improvement of self-monitoring skills, reduction of behaviour disturbance and the dysexecutive syndrome: Comparison of response cost and a new programme of self-monitoring training. *Neuropsychological Rehabilitation, 5* (3), 193–221. http://doi.org/10.1080/09602019508401467

Alicke, M. D. & Sedikides, C. (2009). Self-enhancement and self-protection: What they are and what they do. *European Review of Social Psychology, 20,* 1–48. http://doi.org/10.1080/10463280802613866

Alicke, M. D. & Sedikides, C. (2011). *Handbook of self-enhancement and self-protection.* New York: Guilford Press.

Allen, C.C. & Ruff, R.M. (1990). Self-rating versus neuropsychological performance of moderate versus severe head-injured patients. *Brain Injury, 4* (1), 7–17. http://doi.org/10.3109/02699059009026143

Amador, X. & David, A. (2004). *Insight and psychosis*. Oxford: Oxford University Press. http://doi.org/10.1093/med/9780198525684.001.0001

Anderson, S.W. & Tranel, D. (1989). Awareness of disease states following cerebral infarction, dementia, and head trauma: Standardized assessment. *Clinical Neuropsychology, 3,* 327–339. http://doi.org/10.1080/13854048908401482

Anton, G. (1898). Ueber die Selbstwahrnehmung der Herderkrankungen des Gehirns durch den Kranken bei Rindenblindheit und Rindentaubheit. *Archiv für Psychiatrie, Archiv für Psychiatrie und Nervenkrankheiten, 32,* 86–129. http://doi.org/10.1007/BF02126945

Babinski, J. (1914). Contribution a l'etude des troubles mentaux dans hemiplegie organique cerebrale (anosognosie) [Contribution to the study of mental disorders in organic cerebral hemiplegia (anosognosia)]. *Revue Neurologique, 27,* 845–848.

Baier, B. & Karnath, H.O. (2005). Incidence and diagnosis of anosognosia for hemiparesis revisited. *Journal of Neurology, Neurosurgery, and Psychiatry, 76,* 358–361. http://doi.org/10.1136/jnnp.2004.036731

Baron-Cohen, S., Lombardo, M. & Tager-Flusberg, H. (2013). *Understanding other minds: Perspectives from developmental social neuroscience*. New York: Oxford University Press. http://doi.org/10.1093/acprof:oso/9780199692972.001.0001

Ben-Yishay, Y. (1996). Reflections on the evolution of the therapeutic milieu concept. *Neuropsychological rehabilitation, 6* (4), 327–343. http://doi.org/10.1080/713755514

Bernhardt, B.C. & Singer, T. (2012). The neural basis of empathy. *Annual Review of Neuroscience, 35,* 1–23. http://doi.org/10.1146/annurev-neuro-062111-150536

Berti, A., Làdavas, E. & Della Corte, M. (1996). Anosognosia for hemiplegia, neglect dyslexia, and drawing neglect: Clinical findings and theoretical considerations. *Journal of the International Neuropsychological Society, 2,* 426–440. http://doi.org/10.1017/S135561770000151X

Bisiach, E. & Berti, A. (1987). Dyschiria: an attempt at its systemic explanation. In M. Jeannerod (ed.), *Neurophysiological and neuropsychological aspects of spatial neglect* (pp. 138–231). North Holland: Amsterdam.

Bisiach, E., Vallar, G., Perani, D., Papagno, C. & Berti, A. (1986). Unawareness of disease following lesions of the right hemisphere: Anosognosia for hemiplegia and anosognosia for hemianopia. *Neuropsychologia, 24,* 471–482. http://doi.org/10.1016/0028-3932(86)90092-8

Boake, C. (1991). History of cognitive rehabilitation following head injury. In J.S. Kreutzer & P.H. Wehman (eds.), *Cognitive rehabilitation for persons with traumatic brain injury* (pp. 1–12). Baltimore: Brookes.

Breznitz, S. (1983). *The denial of stress*. New York: International University Press.

Brodal, A. (1973). Self-observations and neuro-anatomical considerations after a stroke. *Brain, 96* (4), 675–694. http://doi.org/10.1093/brain/96.4.675

Brodsky, S. (2011). *Therapy with Coerced and Reluctant Clients*. American Psychological Association: Washington, DC. http://doi.org/10.1037/12305-000

Carpenter, K., Berti, A., Oxbury, S., Molyneux, A.J., Bisiach, E. & Oxbury, J.M. (1995). Awareness of and memory for arm weakness during intracarotid sodium amytal testing. *Brain, 118,* 243–251. http://doi.org/10.1093/brain/118.1.243

Celesia, G.G., Brigell, M.G. & Vaphiades, M.S. (1997). Hemianopic anosognosia. *Neurology, 49* (1), 88–97. http://doi.org/10.1212/WNL.49.1.88

Chabris, C., Simons, D. & Mallett, D. (2011). *Der unsichtbare Gorilla: Wie unser Gehirn sich täuschen lässt*. München: Piper.

Chandrasheka, R. & Benshoff, J. J. (2007). Increasing quality of life and awareness of deficits in persons with traumatic brain injury: A pilot study. *Journal of Rehabilitation, 73* (2), 50–56.

Cheng, S. K. & Man, D. W. (2006). Management of impaired self-awareness in persons with traumatic brain injury. *Brain Injury, 20* (6), 621–628. http://doi.org/10.1080/02699050600677196

Claiborn, C. D. & Goodyear, R. K. (2005). Feedback in psychotherapy. *Journal of Clinical Psychology, 61* (2), 209–217. http://doi.org/10.1002/jclp.20112

Clare, L. (2004). Awareness in early-stage Alzheimer's disease: A review of methods and evidence. *British Journal of Clinical Psychology, 43,* 177–196. http://doi.org/10.1348/014466504323088033

Clare, L. (2010). Awareness in people with severe dementia: Review and integration. *Aging & Mental Health, 14* (1), 20–32. http://doi.org/10.1080/13607860903421029

Clare, L., Rowlands, J., Bruce, E., Surr, C. & Downs, M. (2008). 'I don't do like I used to do': A grounded theory approach to conceptualising awareness in people with moderate to severe dementia living in long-term care. *Social Science and Medicine, 66,* 2366–2377. http://doi.org/10.1016/j.socscimed.2008.01.045

Cocchini, G., Beschin, N. & Della Sala, S. (2002). Chronic anosognosia: A case report and theoretical account. *Neuropsychologia, 40* (12), 2030–2038. http://doi.org/10.1016/S0028-3932(02)00054-4

Cocchini, G., Beschin, N., Fotopoulou, A. & Della Sala, S. (2010). Explicit and implicit anosognosia or upper limb motor impairment. *Neuropsychologia, 48* (5), 1489–1494. http://doi.org/10.1016/j.neuropsychologia.2010.01.019

Corkin, S. (2002). What's new with the amnesic patient H. M.? *Nature Reviews Neuroscience, 3* (2), 153–160. http://doi.org/10.1038/nrn726

Critchley, M. (1953). *The parietal lobes*. New York, NY: Hafner.

Crosson, B., Barco, P., Velozo, C. A., Bolesta, M. M., Cooper, P. V., Werts, D. & Brobeck, T. (1989). Awareness and compensation in postacute head injury rehabilitation. *Journal of Head Trauma Rehabilitation, 4* (3), 46–54. http://doi.org/10.1097/00001199-198909000-00008

Cutting, J. (1978). Study of anosognosia. *Journal of Neurology, Neurosurgery and Psychiatry, 41* (6), 548–555. http://doi.org/10.1136/jnnp.41.6.548

Dirette, D. K., Plaisier, B. R. (2007). The development of self-awareness of deficits from 1 week to 1 year after traumatic brain injury: preliminary findings. *Brain Injury, 21* (11), 1131–1136. http://doi.org/10.1080/02699050701687326

Duits, A., Munnecom, T., van Heugten, C. & van Oostenbrugge, R. J. (2008). Cognitive complaints in the early phase after stroke are not indicative of cognitive impairment. *Journal of Neurology, Neurosurgery, and Psychiatry, 79* (2), 143–146. http://doi.org/10.1136/jnnp.2007.114595

Ellis, S. & Small, M. (1997). Localization of lesion in denial of hemiplegia after acute stroke. *Stroke, 28,* 67–71. http://doi.org/10.1161/01.STR.28.1.67

Fehm, L. & Helbig, S. (2008). *Hausaufgaben in Psychotherapie: Strategien und Materialien für die Praxis*. Göttingen: Hogrefe.

Fengler, J. (1998). *Feedback geben*. Weinheim: Beltz.

Fernandez-Duque, D., Baird, J. A. & Posner, M. I. (2000). Executive attention and metacognitive regulation. *Consciousness and Cognition, 9* (2), 288–307. http://doi.org/10.1006/ccog.2000.0447

Flavell, J. (1976). Metacognitive aspects of problem-solving. In L. Resnick (Ed.), *The Nature of Intelligence* (pp. 231–236). Hillsdale, NJ: Erlbaum Assoc.

Fischer, S., Gauggel, S. & Trexler, L.E. (2004). Awareness of activity limitations, goal setting and rehabilitation outcome in patients with brain injuries. *Brain Injury, 18* (6), 547–562. http://doi.org/10.1080/02699050310001645793

Fischer, S., Trexler, L.E. & Gauggel, S. (2004). Awareness of activity limitations and prediction of performance in patients with brain injuries and orthopedic disorders. *Journal of the International Neuropsychological Society, 10* (2), 190–199. http://doi.org/10.1017/S1355617704102051

Fleming, J.M. & Ownsworth, T. (2006). A review of awareness interventions in brain injury rehabilitation. *Neuropsychological Rehabilitation, 16* (4), 474–500. http://doi.org/10.1080/09602010500505518

Fleming, J.M., Strong, J. & Ashton, R. (1996). Self-awareness of deficit with traumatic brain injury: how best to measure? *Brain Injury, 10* (1), 1–15.

Fotopoulou, A. & Conway, M.A. (2004). Confabulations pleasant and unpleasant. *Neuropsychoanalysis, 6,* 26–33.

Fotopoulou, A., Pernigo, S., Maeda, R., Rudd, A. & Kopelman, M. (2010). Implicit awareness in anosognosia for hemiplegia: Unconscious interference without conscious rerepresentation. *Brain, 133* (12), 3564–3577.

Fotopoulou, A., Rudd, A., Holmes, P. & Kopelman, M. (2009). Self-observation reinstates motor awareness in anosognosia for hemiplegia. *Neuropsychologia, 47* (5), 1256–1260. http://doi.org/10.1093/brain/awq233

Freud, A. (1936). *Das Ich und die Abwehrmechanismen.* Frankfurt: Fischer Taschenbuchverlag. http://doi.org/10.1016/j.neuropsychologia.2009.01.018

Freud, S. (1924). Der Realitätsverlust bei Neurose und Psychose. *GWXIII,* 363–368.

Freud, S. (1894). *Die Abwehr-Neuropsychosen. Versuch einer psychologischen Theorie der acquirierten Hysterie, vieler Phobien und Zwangsvorstellungen und gewisser hallucinatorischer Psychosen. Neurologisches Zentralblatt, 13,* 362–364 und 402–409.

Gabbard, G.O., Litowitz, B.E. & Kracke, W.H. (2011). *Textbook of Psychoanalysis.* Washington, DC: American Psychiatric Association.

Gauggel, S. (2003). Grundlagen und Empirie der Neuropsychologischen Therapie: Neuropsychotherapie oder Hirnjogging? *Zeitschrift für Neuropsychologie, 14,* 217–246.

Gauggel, S. (2011). Goal setting as a motivational technique for neurorehabilitation. In W.M. Cox & E. Klinger (eds). *Handbook of Motivational Counseling: Goal-Based Approaches to Assessment and Intervention with Addiction and Other Problems* (2nd edition, pp 561–579). Chichester, UK: John Wiley & Sons. http://doi.org/10.1024/1016-264X.14.4.217

Gauggel, S. (2014). Neuropsychologische Therapie bei Gedächtnisstörungen. In T. Bartsch & P. Falkai (Hrsg.). *Gedächtnisstörungen* (S. 339–354). Berlin: Springer Verlag.

Gauggel, S., Konrad, K. & Wietasch, A. (1998). *Neuropsychologische Rehabilitation.* Weinheim: Beltz Verlag. http://doi.org/10.1097/00001199-200002000-00009

Gauggel, S., Peleska, B. & Bode, R.K. (2000). Relationship between cognitive impairments and rated activity restrictions in stroke patients. *Journal of Head Trauma Rehabilitation, 15* (1), 710–723.

German, W.J., Flanigan, S. & Davey, L.M. (1964). Remarks on subdural hematoma and aphasia. *Clinical Neurosurgery, 12,* 344–350.

Gloning, I., Gloning, K. & Hoff, H. (1968). *Neuropsychological symptoms and syndromes in lesions of the occipital lobe and adjacent areas.* Paris: Gauthier-Villars.

Godfrey, H.P., Partridge, F.M., Knight, R.G. & Bishara, S. (1993). Course of insight disorder and emotional dysfunction following closed head injury: a controlled cross-sectional follow-up study. *Journal of Clinical and Experimental Neuropsychology, 15* (4), 503–515.

Goldbeck, R. (1997). Denial of physical illness. *Psychosomatic Medicine, 43* (6), 575–593. http://doi.org/10.1080/01688639308402574

Goverover, Y., Johnston, M.V., Toglia, J. & Deluca, J. (2007). Treatment to improve self-awareness in persons with acquired brain injury. *Brain Injury, 21* (9), 913–923. http://doi.org/10.1016/S0022-3999(97)00168-2

Green, J., Goldstein, F.C., Sirockman, B.E., Green, R.C. (1993). Variable Awareness of Deficits in Alzheimer's Disease. *Neuropsychiatry, Neuropsychology & Behavioral Neurology, 6* (3), 159–165. http://doi.org/10.2224/sbp.2002.30.8.821

Hart, J. (2014). Toward an integrative theory of psychological defense. *Perspectives of Psychological Science, 9* (1), 19–39.

Hart, T. & Evans, J. (2006). Self-regulation and goal theories in brain injury rehabilitation. *Journal of Head Trauma Rehabilitation, 21* (2), 142–155. http://doi.org/10.1177/1745691613506018

Hart, T., Seignourel, P.J. & Sherer, M. (2009). A longitudinal study of awareness of deficit after moderate to severe traumatic brain injury. *Neuropsychological Rehabilitation, 19,* 161–176. http://doi.org/10.1097/00001199-200603000-00007

Hart, T., Sherer, M., Whyte, J., Polansky, M., Novack, T.A. (2004). Awareness of behavioral, cognitive, and physical deficits in acute traumatic brain injury. *Archives of Physical Medicine and Rehabilitation, 85* (9), 1450–1456. http://doi.org/10.1080/09602010802188393

Hartman-Maeir, A., Soroker, N., Ring, H. & Katz, N. (2002). Awareness of deficits in stroke rehabilitation. *Journal of Rehabilitation Medicine, 34,* 158–164.

Hattie, J. & Timperley, H. (2007). The power of feedback. *Review of Education Research, 77,* 81–112. http://doi.org/10.1080/16501970213236

Havik, O.E. & Maeland, J.G. (1986). Dimensions of verbal denial in myocardial infarction. Correlate to 3 denial scales. *Scandinavian Journal of Psychology, 27*, 326–339.

Heilman, K.M., Barrett, A.M. & Adair, J.C. (1998). Possible mechanisms of anosognosia: a defect in self-awareness. Philosophical Transactions of the Royal Society of London. *B, Biological Science, 353* (1377), 1903–1909. http://doi.org/10.1111/j.1467-9450.1986.tb01211.x

Helbig, S. (2015). *Psychotherapeutische Hausaufgaben: Techniken der Verhaltenstherapie*. Weinheim: Beltz.

Hollenbeck, J., O'Leary, A., Klein, H. & Wright, P. (1989). Investigation of the construct validity of a self-report measure on goal-commitment. *Journal of Applied Psychology, 74,* 951–956.

Jacobsen, B.S. & Lowery, B.J. (1992). Further analysis of the psychometric properties of the Levine Denial of Illness Scale. *Psychosomatic Medicine, 54,* 372–381. http://doi.org/10.1037/0021-9010.74.6.951

Jehkonen, M., Ahonen, J.P., Dastidar, P., Laippala, P. & Vilkki, J. (2000). Unawareness of deficits after right hemisphere stroke: Double-dissociations of anosognosias. *Acta Neurologica Scandinavica, 102,* 378–384. http://doi.org/10.1097/00006842-199205000-00012

Jenkinson, P.M., Preston, C. & Ellis, S.J. (2011). Unawareness after stroke: A review and practical guide to understanding, assessing, and managing anosognosia for hemiplegia. *Journal of Clinical and Experimental Neuropsychology, 33* (10), 1079–1093. http://doi.org/10.1034/j.1600-0404.2000.102006378.x

Judd, D. & Wilson, S.L. (2005). Psychotherapy with brain injury survivors: An investigation of the challenges encountered by clinicians and their modifications to therapeutic practice. *Brain Injury, 19* (6), 437–449. http://doi.org/10.1080/13803395.2011.596822

Kanfer, F. H., Reinecker, H. & Schmelzer, D. (2012). *Selbstmanagement-Therapie: Ein Lehrbuch für die klinische Praxis* (5., korr. und durchges. Aufl.). Berlin: Springer. http://doi.org/10.1080/02699050400010994

Karnath, H. O. (2006). Anosognosie. In H. O. Karnath & P. Thier (Hrsg.). *Neuropsychologie* (2. Auflage, S. 565–577). Berlin: Springer Verlag. http://doi.org/10.1007/978-3-642-19366-8

Klonoff, P. S. (2014). *Psychotherapy for families after brain injury*. New York: Springer.

Kluger, A. N. & DeNisi, A. (1996). The effects of feedback interventions on performance: A historical review, a meta-analysis, and a preliminary feedback intervention theory. *Psychological Bulletin, 119* (2), 254–284. http://doi.org/10.1007/978-1-4899-8083-0

Kortte, K. B. & Wegener, S. T. (2004). Denial of illness in medical rehabilitation populations: Theory, research, and definition. *Rehabilitation Psychology, 49,* 187–199. http://doi.org/10.1037/0033-2909.119.2.254

Kortte, K. B., Wegener, S. T. & Chwalisz, K. (2003). Anosognosia and denial: Their relationship to coping and depression in acquired brain injury. *Rehabilitation Psychology, 48* (3), 131–136. http://doi.org/10.1037/0090-5550.49.3.187

Langer, K. G. & Padrone, F. J. (1992). Psychotherapeutic treatment of awareness in acute rehabilitation of traumatic brain injury. *Neuropsychological Rehabilitation, 2,* 59–70. http://doi.org/10.1037/0090-5550.48.3.131

Levine, D. N. (1990). Unawareness of visual and sensorimotor defects: A hypothesis. *Brain and Cognition, 13,* 233–281. http://doi.org/10.1080/09602019208401395

Levine, D. N., Calvanio, R. & Rinn, W. E. (1991). The pathogenesis of anosognosia for hemiplegia. *Neurology, 41,* 1770–1781. http://doi.org/10.1016/0278-2626(90)90052-P

Levine, J., Rudy, T. & Kerns, R. (1994). A two factor model of denial of illness: A confirmatory factor analysis. *Journal of Psychosomatic Research, 38,* 99–110. http://doi.org/10.1212/WNL.41.11.1770

Linderkamp, F. (2009). Operante Methoden. In J. Margraf & S. Schneider (Hrsg.), *Lehrbuch der Verhaltenstherapie, 3. Band: Verhaltenstherapie – Störungen des Kindes- und Jugendalters*. Heidelberg: Springer. http://doi.org/10.1016/0022-3999(94)90083-3

Livneh, H. (2009a). Denial of Chronic Illness and Disability: Part I. Theoretical, Functional, and Dynamic Perspectives. *Rehabilitation Counseling Bulletin, 52* (4), 225–236.

Livneh, H. (2009b). Denial of Chronic Illness and Disability: Part II. Research Findings, Measurement Considerations, and Clinical Aspects. *Rehabilitation Counseling Bulletin, 53* (1), 44–55. http://doi.org/10.1177/0034355209333689

Lucas, S. E. & Fleming, J. M. (2005). Interventions for improving self-awareness following acquired brain injury. *Australian Occupational Therapy Journal, 52* (2), 160–170. http://doi.org/10.1177/0034355209346013

Luft, J. & Ingham, H. (1955). *The Johari window, a graphic model of interpersonal awareness*. Proceedings of the western training laboratory in group development. Los Angeles: UCLA.

Luppen, A. & Stavemann, H. H. (2013). *Kognitive Verhaltenstherapie (KVT) in der Neuropsychologie*. Beltz: Weinheim. http://doi.org/10.1111/j.1440-1630.2005.00485.x

Machamer, J., Temkin, N. & Dikmen, S. (2013). Health-related quality of life in traumatic brain injury: is a proxy report necessary? *Journal of Neurotrauma, 30* (22), 1845–1851.

Malec, J., Buffington, A., Moessner, A. & Degiorgio, I. (2000). A Medical/Vocational Case Coordination System for Persons with Brain Injury: An Evaluation of Employment Outcomes. *Archives of Physical Medicine and Rehabilitation, 81,* 1007–1015. http://doi.org/10.1089/neu.2013.2920

Malec, J. F. & Moessner, A. M. (2000). Self-awareness, distress, and postacute rehabilitation outcome. *Rehabilitation Psychology, 45* (3), Aug. 2000, 227–241. http://doi.org/10.1053/apmr.2000.6980

Marcel, A. J., Tegnér, R. & Nimmo-Smith, I. (2004). Anosognosia for plegia: Specificity, extension, partiality and disunity of unawareness. *Cortex, 40,* 17–38.

Marková, I. S. (2005). *Insight in Psychiatry*. Cambridge, UK: Cambridge University Press. http://doi.org/10.1016/S0010-9452(08)70919-5

McGlynn, S. M. & Schacter, D. L. (1989). Unawareness of deficits in neuropsychological syndromes. *Journal of Clinical and Experimental Neuropsychology, 11,* 143–205.

Milner, B., Corkin, S. & Teuber, H. L. (1968). Further analysis of the hippocampal amnesic syndrome: 14-year follow-up study of H. M. *Neuropsychologia, 6,* 215–234. http://doi.org/10.1080/01688638908400882

Mograbi, D. C. & Morris, R. G. (2013). Implicit awareness in anosognosia: clinical observations, experimental evidence, and theoretical implications. *Cognitive Neuroscience, 4* (3–4), 181–197. http://doi.org/10.1016/0028-3932(68)90021-3

Morin, A. (2011). Self-Awareness Part 2: Neuroanatomy and importance of inner speech. *Social and Personality Psychology Compass, 5* (12), 1004–1017. http://doi.org/10.1080/17588928.2013.833899

Mummendey, H. D. (2006). *Psychologie des „Selbst". Theorien, Methoden und Ergebnisse der Selbstkonzeptforschung*. Göttingen: Hogrefe. http://doi.org/10.1111/j.1751-9004.2011.00410.x

Morris, E. (2010). *The Anosognosic's dilemma: Something's wrong but you'll never know what it is.* opinionator.blogs.nytimes.com/2010/06/20/the-anosognosics-dilemma-1/

Munk, H. (1881). *Über die Functionen der Grosshirnrinde. Gesammelte Mittheilungen aus den Jahren 1877–1880.* Berlin: August Hirchwald.

Nardone, I. B., Ward, R., Fotopoulou, A. & Turnbull, O. H. (2007). Attention and emotion in anosognosia: Evidence of implicit awareness and repression? *Neurocase, 13* (5), 438–445.

Nelson, T. O. (1997). The meta-level versus object-level distinction (and other issues) in formulations of metacognition. *American Psychologist, 52* (2), 179–180. http://doi.org/10.1080/13554790701881749

Nelson, T. O. & Narens, L. (1994). Why investigate metacognition? In J. Metcalfe & A. Shimamura (Eds.), *Metacognition: Knowing about knowing* (pp. 1–25). Cambridge, MA: Bradford Books. http://doi.org/10.1037/0003-066X.52.2.179

Nimmo-Smith, I., Marcel, A. J. & Tegnér, R. (2005). A diagnostic test of unawareness of bilateral motor task abilities in anosognosia for hemiplegia. *Journal of Neurology, Neurosurgery, and Psychiatry, 76,* 1167–1169.

Noé, E., Ferri, J., Caballero, M. C., Villodre, R., Sanchez, A. & Chirivella, J. (2005). Self-awareness after acquired brain injury. *Journal of Neurology, 252,* 168–175.

Orfei, M. D., Robinson, R. G., Prigatano, G. P., Starkstein, S., Rüsch, N., Bria, P. et al. (2007). Anosognosia for hemiplegia after stroke is a multifaceted phenomenon: A systematic review of the literature. *Brain, 130* (12), 3075–3090.

Ott, B. R. & Fogel, B. S. (1992). Measurement of depression in dementia: Self vs clinician rating. *International Journal of Geriatric Psychiatry, 7,* 899–904. http://doi.org/10.1093/brain/awm106

Ownsworth, T. L. & Clare, L. (2006). The association between awareness deficits and rehabilitation outcome following acquired brain injury. *Clinical Psychology Review, 26* (6), 783–795. http://doi.org/10.1002/gps.930071209

Ownsworth, T. L., McFarland, K. & McYoung, R. D. (2000a). Self-awareness and psychosocial functioning following acquired brain injury: An evaluation of a group support programme. *Neuropsychological Rehabilitation, 10* (5), 465–484 http://doi.org/10.1016/j.cpr.2006.05.003

Ownsworth, T.L., McFarland, K.M. & Young, R.M. (2000b). Development and standardization of the Self-regulation Skills Interview (SRSI): a new clinical assessment tool for acquired brain injury. *Clinical Neuropsychology, 14* (1), 76–92. http://doi.org/10.1080/09602010050143559

Ownsworth, T.L., Fleming, J., Desbois, J., Strong, J. & Kuipers, P. (2006). A metacognitive contextual intervention to enhance error awareness and functional outcome following traumatic brain injury: a single-case experimental design. *Journal of the International Neuropsychological Society, 12* (1), 54–63. http://doi.org/10.1076/1385-4046(200002)14:1;1-8;FT076

Ownsworth, T.L., Quinn, H., Fleming, J., Kendall, M. & Shum, D. (2010). Error self-regulation following traumatic brain injury: a single case study evaluation of metacognitive skills training and behavioural practice interventions. *Neuropsychological Rehabilitation, 20* (1), 59–80.

Palmer, E.C., David, A.S. & Fleming, S.M. (2014). Effects of age on metacognitive efficiency. *Consciousness and Cognition, 28,* 151–160.

Pannu, J.K. & Kaszniak, A.W. (2005). Metamemory experiments in neurological populations: A review. *Neuropsychology Review, 15* (3), 105–130. http://doi.org/10.1016/j.concog.2014.06.007

Papagno, C. & Vallar, G. (2003). Anosognosia for left hemiplegia: Babinski's (1914) cases. In C. Code, A.R. Lecours, & C.-W. Wallesch (Eds.), *Classic Cases in Neuropsychology* (Vol. 2, pp. 171–190). Hove: Psychology Press.

Pedersen, P.M., Jørgensen, H.S., Nakayama, H., Raaschou, H.O. & Olsen, T.S. (1996). Frequency, determinants, and consequences of anosognosia in acute stroke. *Journal of Neurological Rehabilitation, 10,* 243–250.

Pia, L., Neppi-Modona, M., Ricci, R. & Berti, A. (2004). The anatomy of anosognosia for hemiplegia: A meta-analysis. *Cortex, 40,* 367–377.

Pittman, T.S., Zeigler, K.R. (2007). Basic human needs. In A.W. Kruglanski, E.T. Higgins (Ed). *Social psychology: Handbook of basic principles* (2nd ed., pp. 473–489). New York: Guilford Press. http://doi.org/10.1016/S0010-9452(08)70131-X

Preston, C., Jenkinson, P.M. & Newport, R. (2010). Anosognosia for hemiplegia as a global deficit in motor awareness: Evidence from the non-paralysed limb. *Neuropsychologia, 48* (12), 3443–3450.

Prigatano, G.P. (1996). Behavioral limitations TBI patients tend to underestimate: A replication and extension to patients with lateralized cerebral dysfunction. *Clinical Neuropsychologist, 10,* 191–201. http://doi.org/10.1007/978-3-642-18768-1

Prigatano, G.P. (2004). *Neuropsychologische Rehabilitation.* Berlin: Springer Verlag. http://doi.org/10.1016/j.neuropsychologia.2010.07.027

Prigatano, G.P. (2010). *The study of anosognosia.* New York: Oxford University Press. http://doi.org/10.1080/13854049608406680

Prigatano, G.P. (2013). Challenges and opportunities facing holistic approaches to neuropsychological rehabilitation. *NeuroRehabilitation, 32* (4), 751–759.

Prigatano, G. P. & Altman, I.M. (1990). Impaired awareness of behavioral limitations after traumatic brain injury. *Archives of Physical Medicine and Rehabilitation, 71,* 1058–1064.

Prigatano, G.P., Altman, I.M. & O'Brien, K.P. (1990). Behavioral limitations that traumatic-brain-injured patients tend to underestimate. *The Clinical Neuropsychologist, 4* (2), 163–176.

Prigatano, G.P., Borgaro, S., Baker, J. & Wethe, J. (2005). Awareness and distress after traumatic brain injury: a relative's perspective. *Journal of Head Trauma Rehabilitation, 20,* 359–367. http://doi.org/10.1076/clin.12.1.56.1721

Prigatano, G.P. & Fordyce, P.J., Zeiner, H.K., Roueche, J.R., Pepping, M. & Wood, R.C. (1986). *Neuropsychological Rehabilitation after Brain Injury.* Baltimore: Johns Hopkins University.

Prigatano, G.P. & Klonoff, P.S. (1998). A clinician's rating scale for evaluating impaired self-awareness and denial of disability after brain injury. *Clinical Neuropsychology, 12,* 56–67. http://doi.org/10.1080/13854049008401509

Prigatano, G.P. & Leathem, J.M. (1993). Awareness of behavioral limitations after traumatic brain injury: A cross-cultural study of New Zealand Maoris and non-Maoris. *Clinical Neuropsychologist, 7,* 123–135. http://doi.org/10.1097/00001199-200507000-00007

Prigatano, G.P. & Schacter, D.L. (1991). *Awareness of deficits after brain injury.* New York: Oxford University Press.

Ramachandran, V.S. (1995). Anosognosia in parietal lobe syndrome. *Consciousness & Cognition, 4,* 22–51 http://doi.org/10.1080/13854049308401514

Ramnero, J. & Torneke, N. (2008). *The ABCs of Human Behavior: Behavioral principles for the practicing clinician.* Oakland: New Harbinger Publications. http://doi.org/10.1006/ccog.1995.1002

Randt, C.T., Brown, E.R., Osborne, D.P., Jr., Tartaro, T.J., Jonas, S. & Gianutsos, R.R. (1980). *A brief multiparametric memory test: A preliminary report.* New York: New York University Medical Center, Department of Neurology.

Rebmann, M.J. & Hannon, R. (1995). Treatment of unawareness of memory deficits in adults with brain injury: Three case studies. *Rehabilitation Psychology, 40* (4), 279–287.

Richardson, C., McKay, A. & Ponsford, J.L. (2015). Does feedback influence awareness following traumatic brain injury? *Neuropsychological Rehabilitation, 25* (2), 233–253. http://doi.org/10.1037/0090-5550.40.4.279

Rokeach, M. (1964). *The three Christs of Ypsilanti.* New York: New York Review of Books. http://doi.org/10.1080/09602011.2014.936878

Sadock, J. & Sadock, V.A. & Ruiz, P. (2009). *Kaplan & Sadock's comprehensive textbook of psychiatry.* Philadelphia: Lippincott Williams & Wilkins.

Schacter, D.L. (1990). Toward a cognitive neuropsychology of awareness: implicit knowledge and anosognosia. *Journal of Clinical and Experimental Neuropsychology, 12* (1), 155–178.

Schmidt, J., Fleming, J., Ownsworth, T., Lannin, N.A. (2013). Video feedback on functional task performance improves self-awareness after traumatic brain injury: a randomized controlled trial. *Neurorehabilitation and Neural Repair, 27* (4), 316–24.

Schmidt, J., Lannin, N., Fleming, J. & Ownsworth, T. (2011). Feedback interventions for impaired self-awareness following brain injury: a systematic review. *Journal of Rehabilitation Medcine, 43* (8), 673–80. http://doi.org/10.1177/1545968312469838

Schrijnemaekers, A.-C., Smeets, S.M. J., Ponds, R., van Heugten, C.M. & Rasquine, S. (2013). Treatment of unawareness of deficits in patients with acquired brain injury: A systematic review. *Journal of Head Trauma Rehabilitation, 29* (5), 1–22. http://doi.org/10.2340/16501977-0846

Schwartz, B.L. (1994). Sources of information in metamemory: Judgments of learning and feelings of knowing. *Pschonomic Bulletin & Review, 1,* 357–375.

Sheppes, G., Suri, G. & Gross, J.J. (2015). Emotion regulation and psychopathology. *Annual Review of Clinical Psychology, 11,* 379–405. http://doi.org/10.1080/026990506 01151811

Sherer, M., Bergloff, P., Boake, C., High, W. & Levin, E. (1998a). The awareness questionnaire: factor structure and internal consistency. *Brain Injury, 12,* 63–68. http://doi.org/10.1080/026990598122863

Sherer, M., Bergloff, P., Levin, E., High, W.M., Jr., Oden, K.E. & Nick, T.G. (1998b). Impaired awareness and employment outcome after traumatic brain injury. *Journal of Head Trauma Rehabilitation, 13* (5), 52–61.

Sherer, M., Boake, C., Levin, E., Silver, B.V., Ringholz, G. & High, W.M. Jr. (1998c). Characteristics of impaired awareness after traumatic brain injury. *Journal of the Internati-*

onal Neuropsychological Society, 4 (4), 380–387. http://doi.org/10.1097/00001199-199810000-00007
Sherer, M., Hart, T., Nick, T.G., Whyte, J., Thompson, R.N. & Yablon, S.A. (2003). Early impaired self-awareness after traumatic brain injury. *Archives of Physical Medicine and Rehabilitation, 84* (2), 168–176. http://doi.org/10.1097/00001199-200507000-00002
Sherer, M., Hart, T., Whyte, J., Nick, T.G. & Yablon, S.A. (2005). Neuroanatomic basis of impaired self-awareness after traumatic brain injury: findings from early computed tomography. *Journal of Head Trauma Rehabilitation, 20* (4), 287–300.
Simmond, M. & Fleming, J. (2003). Reliability of the self-awareness of deficits interview for adults with traumatic brain injury. *Brain Injury, 17* (4), 325–337. http://doi.org/10.1053/apmr.2003.50045
Smeets, S.M., Ponds, R.W., Verhey, F.R. & van Heugten, C.M. (2012). Psychometric properties and feasibility of instruments used to assess awareness of deficits after acquired brain injury: a systematic review. *Journal of Head Trauma Rehabilitation, 27* (6), 433–442. http://doi.org/10.1080/02699050210000013219
Smith, A. (1770). *Theorie der moralischen Empfindungen.* Deutsche Übersetzung nach der dritten englischen Auflage. Bayerische Staatsbibliothek, Digitale Bibliothek. http://doi.org/10.1097/HTR.0b013e3182242f98
Snow, L.A., Cook, K.F., Lin, P.-S., Morgan, R.O. & Magaziner, J. (2005). Proxies and other external raters: Methodological considerations. *Health Service Research, 40* (5), 1676–1693.
Sohlberg, M.M. & Mateer, C.A. (2001). *Cognitive rehabilitation: An integrative neuropsychological approach.* New York: Guilford Press. http://doi.org/10.1111/j.1475-6773.2005.00447.x
Starkstein, S.E., Fedoroff, J.P., Price, T.R., Leiguarda, R. & Robinson, R.G. (1992). Anosognosia in patients with cerebrovascular lesions: A study of causative factors. *Stroke, 23,* 1446–1453. http://doi.org/10.1212/WNL.40.9.1380
Starkstein, S.E., Sabe, L., Chemerinski, E., Jason, L. & Leiguarda, R. (1996). Two domains of anosognosia in Alzheimer's disease. *Journal of Neurology, Neurosurgery, and Psychiatry, 61* (5), 485–490. http://doi.org/10.1161/01.STR.23.10.1446
Stuss, D.T. (1991). Disturbance of self-awareness after frontal system damage. In G. Prigatano & D. Schacter (Eds.), *Awareness of deficit after brain injury* (pp. 63–83). New York: Oxford University Press. http://doi.org/10.1136/jnnp.61.5.485
Stuss, D.T., Picton, T.W. & Alexander, M.P. (2001). Consciousness, self-awareness, and the frontal lobes. In S. Salloway, P. Malloy & J. Duffy (Eds.), *The frontal lobes and neuropsychiatric illness* (pp. 101–109). Washington: American Psychiatric Press.
Tarricone, P. (2011). *The taxonomy of metacognition.* Hove: Psychology Press.
Tham, K., Ginsburg, E., Fisher, A.G. & Tegner, R. (2001). Training to improve awareness of disabilities in clients with unilateral neglect. *American Journal of Occupational Therapy, 55* (1), 46–54.
Thöne-Otto, A., Schellhorn, A. & Wenz, C. (in Druck). *Persönlichkeits- und Verhaltensstörung nach Hirnschädigung.* Göttingen: Hogrefe Verlag.
Toglia, J., Johnston, M.V., Goverover, Y. & Dain, B. (2010). A multicontext approach to promoting transfer of strategy use and self-regulation after brain injury: an exploratory study. *Brain Injury, 24* (4), 664–677.
Toglia, J. & Kirk, U. (2000). Understanding awareness deficits following brain injury. *NeuroRehabilitation, 15* (1), 57–70.
Trahan, E., Pépin, M. & Hopps, S. (2006). Impaired awareness of deficits and treatment adherence among people with traumatic brain injury or spinal cord injury. *Journal of Head Trauma Rehabilitation, 21,* 226–235.

Trosset, M. W. & Kaszniak, A. W. (1996). Measures of deficit unawareness for predicted performance experiments. *Journal of the International Neuropsychological Society, 2,* 315–22. http://doi.org/10.1097/00001199-200605000-00003

Vandereycken, W. & Meermann, R. (2008). Krankheitsverleugnung: Ein noch zu verfeinerndes Konzept. *Psychotherapie, 13,* 7–26. http://doi.org/10.1017/S1355617700001338

van Heugten, C., Gregório, G. W. & Wade, D. (2012). Evidence-based cognitive rehabilitation after acquired brain injury: a systematic review of content of treatment. *Neuropsychological Rehabilitation, 25* (5), 653–673.

Vocat, R., Staub, F., Stroppini, T. & Vuilleumier, P. (2010). Anosognosia for hemiplegia: A clinical–anatomical prospective study. *Brain, 133,* 3578–3597.

von Monakow, C. (1885). Experimentelle und pathologisch-anatomische Untersuchungen über die Beziehungen der sogenannten Sehsphäre zu den infracorticalen Opticuscentren und zum N. opticus. *Archiv für Psychiatrie, 16,* 317–352. http://doi.org/10.1093/brain/awq297

Vuilleumier, P., Vocat, R. & Saj, A. (2013). Denial of illness. In J. M. Ferro (ed.), *Neuropsychiatric symptoms of cerebrovascular disease* (p. 189–215). London: Springer. http://doi.org/10.1007/BF02057615

Weinstein, E. A. (1970). Woodrow Wilson's Neurological Illness. *Journal of American History, 57,* 324–351.

Weinstein, E. A. (1981). *Woodrow Wilson: A Medical and Psychological Biography*. Princeton: Princeton University Press. http://doi.org/10.2307/1918152

Weinstein, E. A. & Kahn, R. L. (1955). *Denial of illness: Symbolic and physiological aspects*. Springfield: Charles C Thomas. http://doi.org/10.1515/9781400857494

Weisman, A. (1972). *On dying and denying. A psychiatric study of terminality*. New York: Behavioral Publications. http://doi.org/10.1037/11516-000

Wilson, B. A. (2008). Neuropsychological rehabilitation. *Annual Review of Clinical Psychology, 4,* 141–162.

Youngjohn, J. R. & Altman, I. M. (1989). A performance-based group approach to the treatment of anosognosia and denial. *Rehabilitation Psychology, 34* (3), 217–222.

Glossar

AMDP-System: Das AMDP-System ist ein System zur standardisierten Erfassung und Dokumentation eines psychopathologischen Befundes. AMDP steht für „Arbeitsgemeinschaft für Methodik und Dokumentation in der Psychiatrie".

Anosodiaphorie: Indifferenz oder Gleichgültigkeit gegenüber einer offensichtlichen körperlichen oder psychischen Störung.

Anosognosie: Das Nichterkennen offensichtlicher körperlicher und/oder psychischer Störungen durch den Betroffenen selbst.

Anton-Syndrom: Fehlende Krankheitseinsicht für die eigene Blindheit nach Schädigung der Sehbahn beider Gehirnhälften.

Apperzeption: Die klare und bewusste Aufnahme des jeweiligen Inhaltes eines Erlebnisses, einer Wahrnehmung oder eines Gedankengangs.

Awareness: Das aktuelle, situationsbezogene Bewusstsein oder „Gewahrsein" einer Person über ihre aktuelle Situation.

Bewusstsein: Die erfahrbare Existenz geistiger Zustände und Prozesse („bewusstes Erleben"). Der Begriff „Bewusstsein" hat im Sprachgebrauch sehr unterschiedliche Bedeutungen, die sich teilweise mit den Bedeutungen von Psyche, Seele und Geist deckt.

Commitment: Die gefühlsbezogene Bindung an therapeutische Ziele, die Patienten für sich wahrnehmen.

Compliance: Die Bereitschaft und die Fähigkeit des Patienten, an der Behandlung seiner Erkrankung aktiv mitzuwirken.

Coping: Sammelbegriff für Maßnahmen, die darauf abzielen, ein als bedeutsam und schwierig empfundenes Lebensereignis oder eine kritische Lebensphase zu bewältigen.

Denial: Verleugnung als psychologische Strategie, um aversive Emotionen zu regulieren.

Empathie: Die Fähigkeit und Bereitschaft, die Perspektive einer anderen Person zu übernehmen und den emotionalen Zustand einer anderen Person nachempfinden zu können.

Exekutive Funktionen: Sammelbegriff für kognitive Prozesse, mit denen Menschen ihr Verhalten unter Berücksichtigung der Bedingungen ihrer Umwelt steuern. Zu den exekutiven Funktionen zählen unter anderem: (a) das Setzen von Zielen, (b) die strategische Handlungsplanung zur Erreichung dieser Ziele, (c) das Einkalkulieren von Hindernissen auf dem Weg dahin, (d) das Entscheidung für Prioritäten, (e) die Impulskontrolle und emotionale Selbstbeherrschung, (f) die bewusste Aufmerksamkeitssteuerung, (g) zielgerichtetes Initiieren, Koordinieren und Sequenzieren von Handlungen, (h) die Beobachtung der Handlungsergebnisse und (i) die Selbstkorrektur.

Gamma-Korrelation: Gamma ist ein Zusammenhangsmaß für Ordinalskalen.

Goal Attainment Scaling (GAS): Das GAS ist eine therapeutische Methode, mit deren Hilfe der Grad der Zielerreichung einer Psychotherapie erfasst werden kann.

Hypochondrie: Hypochondrie ist eine psychische Störung, bei der die Betroffenen unter ausgeprägten Ängsten leiden, eine ernsthafte Erkrankung zu haben, ohne dass sich dafür ein angemessener, objektiver Befund finden lässt.

JOHARI-Fenster: Das JOHARI-Fenster ist eine Technik zur Visusaliserung bewusster und unbewusster Persönlichkeits- und Verhaltensmerkmale (jeweils aus Selbst- und aus Fremdsicht). Entwickelt wurde es 1955 von den amerikanischen Sozialpsychologen Joseph Luft und Harry Ingham.

Kognitiver Bias: Kognitive Verzerrung; kognitionspsychologischer Sammelbegriff für systematische Fehler beim Wahrnehmen, Erinnern, Denken und Urteilen.

Konfabulationen: Produktion objektiv falscher Aussagen oder Erzählungen.

Kongruenz: Mit dem Begriff Kongruenz wird in der Psychotherapie die authentische Kommunikation des Therapeuten mit seinem Patienten beschrieben. Bei dieser Kommunikation ist der Therapeut in seiner Selbstmitteilung echt, also mit sich übereinstimmend.

Krankheitsgefühl: Als Krankheitsgefühl bezeichnet man den Eindruck des Patienten, krank zu sein.

Metakognition: (Kognitionen über Kognitionen) Das Wissen über seine eigenen kognitiven Zustände und Prozesse sowie die Fähigkeit, die eigenen Kognitionen überwachen und regulieren zu können.

Mentalisierung: Die Fähigkeit, das eigene Verhalten oder das Verhalten anderer Menschen durch Zuschreibung mentaler Zustände zu interpretieren.

Mind-Reading: siehe Theory of Mind

Operante Methoden: Eine Sammlung von Interventionen, die auf operanten (instrumentellen) Lernprinzipien basieren. Durch positive oder negative Konsequenzen wird die Auftretenswahrscheinlichkeit des zukünftigen Verhaltens beeinflusst.

Perspektivwechsel: Fähigkeit, sein Verhalten und Erleben aus einer anderen Perspektive wahrzunehmen bzw. darüber zu reflektieren. P. ist ein Aspekt der interpersonellen Wahrnehmung.

Psychodynamik: Die Dynamik innerseelischer Kräfte. Mit Hilfe der Psychodynamik wird das Erleben und Verhalten von Menschen erklärt.

Psychoedukation: Psychoedukation ist eine systematische und strukturierte Vermittlung von medizinisch relevantem Wissen.

Psychopathologie: Die Lehre von den psychischen Erkrankungen.

Psychopathologischer Befund: Der psychopathologische Befund ist eine Zusammenfassung der Ergebnisse einer systematischen psychologischen/psychiatrischen Untersuchung. Er enthält die medizinisch relevanten psychischen und körperlichen Veränderungen eines Patienten. Der psychopathologische Befund ist für die Psychiatrie das, was für die innere Medizin der körperliche Untersuchungsbefund ist.

Response Cost-Verfahren: Eine Methode der kognitiven Verhaltenstherapie, um unerwünschtes Verhalten zu reduzieren. Beim Auftreten des unerwünschten Verhaltens wird eine vorher gegebene Belohnung entzogen.

Rumination: Ein pathologisches Nachdenken (Grübeln), bei dem die Gedanken um mehrere Themen oder ein spezielles Problem kreisen, ohne dabei zu einer Lösung zu gelangen.

Selbst: siehe Selbstkonzept

Selbstbild: Das Selbstbild bezeichnet in der Psychologie die Vorstellung, die jemand von sich selbst hat und macht.

Selbstkonzept: Das Selbstkonzept umfasst die Wahrnehmung und das Wissen um die eigene Person. Dazu gehört das Wissen über persönliche Eigenschaften, Fähigkeiten, Vorlieben, Gefühle und Verhalten.

Selbstwerterhöhung: Aufgrund eines starken Bedürfnisses nach einem positiven Selbstwertgefühl tendieren Menschen dazu, positive Informationen über sich selbst zu suchen und zu schaffen.

Selbstwertschutz: Aufgrund eines starken Bedürfnisses nach einem positiven Selbstwertgefühl tendieren Menschen dazu, negative Informationen über sich selbst abzulehnen.

SMART-Regel: Akronym für „spezifisch, messbar, attraktiv, realistisch und terminiert". Die SMART-Regel wird in der Therapie angewendet, um mit dem Patienten Therapieziele zu definieren. Die Ziele sollten dabei entsprechend der SMART-Regel formuliert werden.

Sokratischer Dialog: Spezielle Form der Gesprächsführung mit Fragen und Gegenfragen, um Überzeugungen eines Patienten zu hinterfragen und zu verändern.

Soziale Erwünschtheit: Eine psychologische Strategie, bei der Befragte Antworten geben, von denen sie glauben, sie träfen eher auf Zustimmung als die korrekte Antwort, bei der sie soziale Ablehnung befürchten.

Stimuluskontrolle: Beeinflussung des Verhaltens durch die Manipulation der dem Zielverhalten vorausgehenden Reizbedingungen.

Subjektives Behandlungsmodell: Die individuellen Vorstellungen und Erwartungen eines Patienten, wie ihm am besten geholfen werden kann.

Subjektives Störungsmodell: Die individuellen Vorstellungen eines Patienten, wie es zur Entstehung und Aufrechterhaltung seiner Probleme gekommen ist.

Theory of Mind (ToM): ToM bezeichnet die Fähigkeit, eine Annahme über Bewusstseinsvorgänge in anderen Personen zu entwickeln, also Gefühle, Bedürfnisse, Ideen, Absichten, Erwartungen und Meinungen bei anderen Menschen zu vermuten.

Therapeutische Beziehung: Besondere Interaktion zwischen Therapeut und Patient im Rahmen einer Psychotherapie.

Therapeutisches Milieu: Der Begriff „therapeutisches Milieu" geht auf den Psychiater und Psychoanalytiker Wilfred Bion zurück und bezieht sich auf einen gemeinsamen therapeutischen Prozess in einem therapeutischen Setting („künstliche Familie"). Je nach Patient wird das Milieu eher strukturierend, ausgleichend, animierend, reflektierend oder betreuend gestaltet.

Verleugnung: siehe Denial

Wada-Test: Der Wada-Test wird in der Neurochirurgie angewandt, um festzustellen, in welchen Gehirnarealen bestimmte Funktionen lokalisiert sind. Benannt ist er nach dem japanisch-kanadischen Neurologen Juhn Atsushi Wada.